AF458471

HYGIÈNE INDUSTRIELLE

CHARBON

ET

PUSTULE MALIGNE

ÉVOLUTION ET TRAITEMENT
DANS LA RÉGION DE SAINT-DENIS

PAR MM.

P. PERRIN
Chirurgien adjoint
de l'Hôpital de Saint-Denis

H. MODOT
Ancien interne
Médecin aide-major de l'Armée

Avec la collaboration de M. C. DABOUST
Ingénieur Chimiste

Préface de M. le Dr VILLIÈRE
Ancien Interne des Hôpitaux de Paris
Chirurgien en chef de l'Hôpital de Saint-Denis
Médecin de la Maison d'Education de la Légion d'honneur

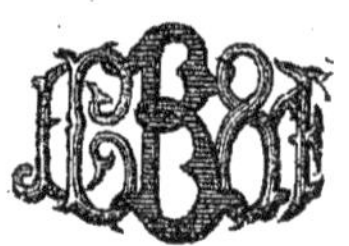

PARIS
LIBRAIRIE J.-B. BAILLIÈRE ET FILS
19, RUE HAUTEFEUILLE, 19

1914

Cuirs et peaux, par P. PUGET. Préface par P. PELTEREAU, membre de la Chambre de Commerce de Paris. 1908, 1 vol. in-18 de 352 pages, avec 113 fig., cartonné (*Encycl. industrielle*).. 5 fr.

Le Cuir, les os, l'ivoire, l'écaille, les perles, par H. PÉCHEUX, 1907, 1 vol. in-16 de 96 pages, avec 31 fig., cart. (*Enc. technol. et comm*). 1 fr. 50

Maladies parasitaires communes à l'Homme et aux animaux. Tuberculose, scrofule, morve, charbon, rage, tétanos, actinomycose, psittacose, mycose, oïdiomycose, aspergillose, ladrerie, trichinose, ankylostomose, par MOSNY, L. BERNARD, GALLOIS, MENETRIER, VAILLARD, GILBERT et FOURNIER, de BEURMANN, GOUGEROT, ROGER, RENON, DESCHAMPS, G. BROUARDEL et GUIART. 3e *tirage*, 1911, 1 vol. gr. in-8 de 566 pages, avec 81 figures.............................. 10 fr.

Hygiène industrielle, par LECLERC DE PULLIGNY, BOULIN, COURTOIS-SUFFIT, LÉVY-SIRUGUE, J. COURMONT, 1908, 1 vol. gr. in-8 de 610 pages, avec 87 figures.. 12 fr.

Précis d'hygiène industrielle, comprenant des notions de chimie et de mécanique, par le Dr Félix BRÉMOND, inspecteur départemental du travail, 1893, 1 vol. in-18 de 384 pages, avec 122 figures.............................. 5 fr.

Etiologie et prophylaxie des maladies transmissibles par la peau et les muqueuses externes, par les Drs ACHALME, Ed. et Et. SERGENT, MARCHOUX, SIMOND, LEVADITI, THOINOT, RIBIERRE, MORAX, JANSELME, MOUCHOTTE. 1911, 1 vol. gr. in-8 de de 746 pages, avec 199 figures.............. 16 fr.

De la maladie charbonneuse de l'homme, par GUIPON. 1867, 1 volume in-8.. 6 fr.

De la fièvre charbonneuse, par MICÉ. 1883, in-8, 40 pages....... 1 fr. 50

Hygiène des Professions et des Industries, par le Dr LAYET. 1876, 1 vol. in-18 de 500 pages.. 5 fr.

Traité pratique de bactériologie, par E. MACÉ, professeur à la Faculté de Médecine de Nancy, directeur de l'Institut sérothérapique de l'Est, 6e *édition*, entièrement refondue 1912-1913, 2 vol. gr. in-8, avec nombreuses figures noires et coloriées. Brochés.. 40 fr.
Reliés.. 44 fr.

Traité d'hygiène industrielle et administrative, par VERNOIS. 1860, 2 vol. in-8 de 700 pages chacun.. 16 fr.

Annales d'Hygiène publique et de Médecine légale, par MM. AUBERT, BALTHAZARD, BRAULT, G. BROUARDEL, COURTOIS-SUFFIT, DERVIEUX, DOPTER, L. GARNIER, CH. GIRARD, LESIEUR, MACAIGNE, MACÉ, MARTEL, MOSNY, OGIER, PÉHU, G. POUCHET, REILLE, REYNAUD, SOCQUET, VAILLARD, VIBERT. Directeur : le Dr THOINOT, professeur de médecine légale à la Faculté de Médecine de Paris, membre du Comité consultatif d'hygiène de France.

Prix de l'abonnement annuel : Paris, 22 fr. — Départements, 24 fr. — Union postale, 25 fr. — Le numéro.. 2 fr.

POITIERS. — IMP. G. ROY.

CHARBON

ET

PUSTULE MALIGNE

ÉVOLUTION ET TRAITEMENT DANS LA RÉGION DIONYSIENNE

BIBLIOTHÈQUE NATIONALE RF IMPRIMÉS

PAR MM.

P. PERRIN
Chirurgien adjoint
de l'Hôpital de Saint-Denis

H. MODOT
Ancien interne
Médecin aide-major de l'Armée

Préface de M. le Dr VILLIÈRE
Ancien Interne des Hôpitaux de Paris
Chirurgien en chef de l'Hôpital de Saint-Denis
Médecin de la Maison d'Education de la Légion d'honneur

Collaboration de M. C. DABOUST
Ingénieur Chimiste

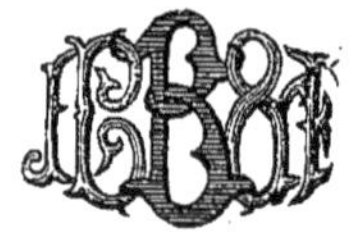

PARIS
LIBRAIRIE J.-B. BAILLIÈRE ET FILS
19, RUE HAUTEFEUILLE, 19

1914

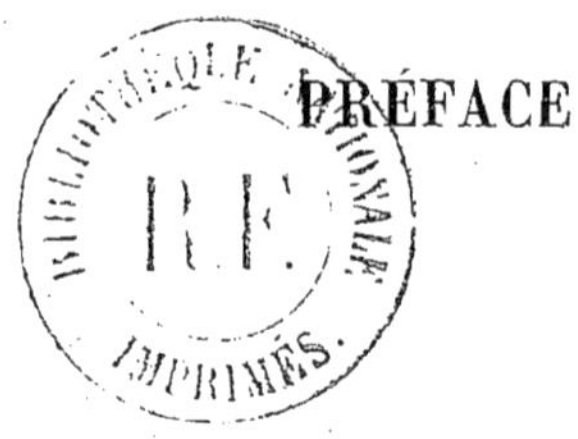
BIBLIOTHÈQUE NATIONALE
R.F.
IMPRIMÉS

PRÉFACE

Mes Chers Amis,

Le travail si documenté que vous faites paraître sur le « Charbon » a un intérêt non seulement scientifique, mais surtout pratique.

Sa divulgation, j'espère, rendra un signalé service à toute une branche considérable de l'industrie et fera disparaître cette légende, accréditée dans certains centres ouvriers, que la Médecine est désarmée contre cette terrible maladie et que le malheureux contaminé doit avoir recours aux « devins ou aux sorciers ».

Notre statistique démontre que la mortalité diminue de plus en plus, à condition (et c'est bien là la cause du succès sur laquelle vous insistez avec juste raison) que le malade soit traité dès le début.

Diagnostic rapide à l'aide du microscope; injections de sérum dans tous les cas fébriles : voilà les meilleures chances de réussite.

Et si les moyens préventifs, pour empêcher l'éclosion du charbon, n'existent pas, on peut affirmer que nous sommes suffisamment armés pour juguler la maladie aussitôt son apparition.

Dr L. Villière.

Janvier 1914.

INTRODUCTION

Lorsqu'on regarde la statistique de la morbidité générale en France, on constate que le charbon n'y entre que pour une faible part. Rares, en effet, sont les cas de pustule maligne, d'œdème malin et de charbon interne. Cependant il suffit de consulter les statistiques locales de certaines régions pour faire des constatations tout à fait différentes. La densité, si l'on peut dire, des cas de charbon n'est pas la même partout ; il est des villes où cette affection est très fréquente, on pourrait même presque dire endémique (Saint-Denis, Mazamet, Saint-Junien, Grenoble, etc., où l'on traite les cuirs et les crins). A Saint-Denis-sur-Seine, il est courant d'observer à l'hôpital, dans le service de chirurgie, une moyenne de 25 à 30 charbonneux par an, quelquefois davantage. C'est que la plupart du temps les cas de charbon sont d'origine industrielle, et c'est à ce titre que Saint-Denis, gros centre pour le travail des peaux et des crins, en offre de nombreux exemples parmi les ouvriers. Une autre constatation, qui surprend au premier abord, c'est que ce charbon industriel est généralement bénin, n'entraînant qu'exceptionnellement la mort et ne déterminant le plus souvent pour le malade qu'une incapacité temporaire de travail d'environ dix à douze jours en moyenne.

Ce qui fait, semble-t-il, la gravité du charbon, c'est le plus souvent l'absence de diagnostic, et, par suite, le manque d'un traitement approprié. Bien des étudiants, on pourrait même dire la majorité, ont pu, au cours de leur scolarité, suivre avec assiduité les services des divers hôpitaux auxquels ils étaient attachés, sans avoir eu jamais l'occasion de voir un charbonneux; aussi, en présence d'un cas de charbon, le médecin, la plupart du temps, est très mal armé pour diagnostiquer une affection qu'il n'a jamais vue et qu'il a vraiment le droit de ne pas soupçonner, en raison de sa rareté. Plusieurs fois, il nous est arrivé de faire le diagnostic, uniquement parce que la fréquence relative des cas, dans la région, nous tenait constamment en éveil, et que c'était devenu chez nous une habitude de faire méthodiquement l'examen bactériologique de toute lésion qui ressemblait de près ou de loin à un charbon, surtout si notre malade exerçait la profession de mégissier, de tanneur ou de crinier.

C'est qu'en effet il importe beaucoup, non pas tant de faire un diagnostic, mais surtout de le faire précocement, lorsque les caractères cliniques sont évidents. Dès que la signature de la maladie s'impose, il est en général trop tard pour lutter avec efficacité. La période qu'il faut saisir, celle où l'on peut agir avec toutes les chances de succès, c'est justement lorsque les symptômes, encore imprécis, laissent place à l'hésitation et tiennent le diagnostic en suspens.

Il est possible, tout au moins dans les industries spécialement exposées, où le charbon est fréquent, où chacun a sa menace présente à l'esprit, de réduire dans une très forte proportion les risques que courent les ouvriers par l'application consciencieuse d'une surveillance méthodique. C'est ce qui se fait à Saint-Denis dans plusieurs grosses usines, et avec lés résultats les plus encourageants.

Notre travail comprend trois parties : une partie scientifique, des observations et des considérations industrielles. Pour la partie scientifique, nous devons au remarquable ouvrage de M. le Dr Macé (*Traité pratique de bactériologie*) de nombreux renseignements qui nous ont facilité considérablement la tâche.

CHARBON ET PUSTULE MALIGNE

ÉVOLUTION ET TRAITEMENT
DANS LA RÉGION DIONYSIENNE

CHAPITRE I
LE CHARBON EN GÉNÉRAL

BACTÉRIOLOGIE

Le charbon est une maladie aiguë, infectieuse, contagieuse, d'allure parfois épidémique, commune à l'homme et aux animaux. Suivant l'espèce animale considérée, les caractères cliniques et anatomo-pathologiques sont variables, et des noms différents ont été donnés par les auteurs à ces manifestations diverses. Chez le cheval, c'est la « fièvre charbonneuse » ; chez la vache, « la maladie du sang » ; chez le mouton, « le sang de rate » ; chez l'homme enfin, le charbon porte le nom de « pustule maligne » ou « d'œdème malin », suivant les cas, et, dans sa manifestation la plus rare, celui de charbon interne, « pulmonaire ou intestinal », suivant l'appareil anatomique intéressé.

L'agent microbien, cause unique et constante de ces différentes manifestations pathologiques, est celui que Davaine (1)

(1) Rayer et Davaine, *Inoculation du sang de rate* (Mém. de la Soc. de Biol., 1850, page 141).

a découvert et décrit sous le nom de « bactéridie charbonneuse ». C'est en 1850 que RAYER, communiquant à la Société de Biologie les résultats de recherches faites en commun avec DAVAINE, en fait la première mention : « Les globules du sang au lieu de rester bien distincts comme ceux du sang sain, s'agglutinaient généralement en masses irrégulières; il y avait en outre dans le sang des petits corps filiformes ayant environ, en longueur, le double d'un globule sanguin. Ces petits corps n'offraient pas de mouvements spontanés. » POLLENDER (1), en 1855, trouva dans le sang des animaux charbonneux ces mêmes corpuscules et les rapprocha des vibrions de la putréfaction avec lesquels les confondit, en 1857, BRAUELL (2) qui, lui aussi, les avait observés; pour ce dernier, ils n'étaient pas caractéristiques du charbon, mais se développaient seulement plus vite et en plus grande abondance dans le sang des animaux charbonneux, parfois même, disait-il, un peu avant la mort.

DAVAINE (3), en 1863, signala la constance de ces micro-organismes dans le sang de tous les animaux morts charbonneux, et put les étudier grâce aux travaux que PASTEUR effectuait alors sur les bactéries. Dans une série de mémoires (4), il rapprocha ces micro-organismes filiformes des Bactéries de Pasteur, et, exposant les résultats d'inoculations qu'il avait faites, conclut au rôle causal de ces agents dans la maladie charbonneuse. Il les différencia des bactéries en se basant sur leur immobilité, et, pour les caractériser, leur donna le nom de bactéridies charbonneuses.

(1) POLLENDER. *Microscopische und microchemische Untersuchung der Milzbrandblutes*, 1855.

(2) BRAUELL, *Versuche und Untersuchungen betreffend den Milzbrand der Menschen und der Thiere* (Virchow's Arch., XI, 1857, page 131).

(3) DAVAINE, *Recherches sur les infusoires du sang dans la maladie connue sous le nom de Sang de rate* (C. R. de l'Ac. des S., t. LVII, 1863, pages 320, 351, 386).

(4) DAVAINE, C. R. de l'Académie des Sciences, 1864 et 1865.

Koch (1), en 1875, en décrivit la morphologie, étudia les spores et leurs propriétés. Pasteur, et, après lui, Joubert, Roux et Chamberland obtinrent des cultures pures de bactéridie charbonneuse qui, inoculées aux animaux de laboratoire, réussirent à reproduire une maladie tout à fait analogue au charbon. Les résultats de ces recherches permirent d'établir l'étiologie, la pathogénie du charbon : la prophylaxie en fut réalisée par la vaccination au moyen de cultures atténuées.

Caractères physiques.

La bactéridie charbonneuse ou *bacillus anthracis*, dans le sang des animaux charbonneux, se présente sous la forme de bâtonnets, à bouts carrés, d'environ 5 à 6 μ de long sur 1 μ à 1 μ 5 de large, tantôt isolés, tantôt réunis en chaînettes de deux ou plusieurs éléments. Dans les formes à végétation très rapide, la segmentation, à peine amorcée, ne permet pas de distinguer les différents bâtonnets, et on observe alors des filaments plus ou moins longs. Mais entre le bâtonnet isolé et le filament existent tous les intermédiaires, c'est-à-dire des chaînes plus ou moins longues, à éléments plus ou moins séparés.

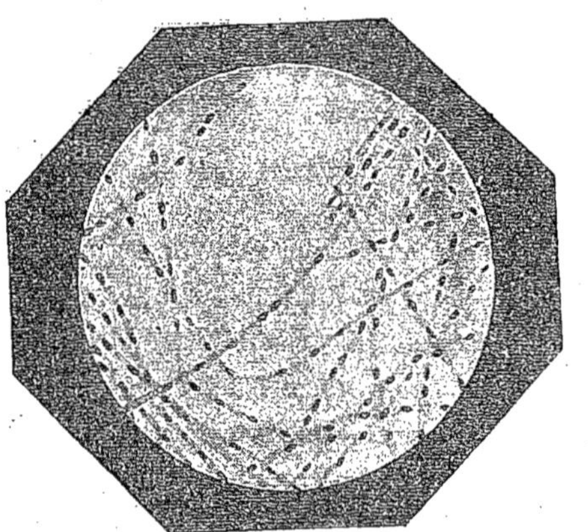

Fig. 1. — Formation des spores du *Bacillus anthracis* (Macé).

(1) Koch, *Die Oetiologie der Milzbrand Krankheit begründet auf die Entwickelungsgeschichte der Bacillus Anthracis* (Cohn's Beitr. — Zur. Biol. der Pflanzen, II, 1876, p. 277).

Assez souvent, dans le sang, mais jamais dans les cultures, les bactéridies sont entourées d'une *aréole* claire, ressemblant à une capsule; peut-être est-ce une membrane défensive opposée à l'action de la phagocytose, ou bien une forme de dégénérescence.

Par culture dans le bouillon ou le sérum sanguin, on obtient de longs filaments sinueux, intriqués, formés de la réunion de bâtonnets ordinairement plus courts que ceux que l'on trouve dans le sang charbonneux (1) (2) (3) (4).

Le protoplasma de la bactéridie est toujours assez transparent et fort peu granuleux. La bactéridie, comme l'avait remarqué DAVAINE, est immobile : tout au plus TOUSSAINT (5) a-t-il pu observer de faibles mouvements et pendant une durée très courte au moment où certains bâtonnets jeunes naissent de spores.

C'est qu'en effet le bacille du charbon se reproduit non seulement par division, mais aussi par sporulation. C'est là un mode de rajeunissement de l'espèce (dont la résistance et la virulence sont ainsi revivifiées), autant qu'une forme de résistance permettant à l'agent charbonneux de supporter sans dommages et presque indéfiniment des actions nocives, comme surtout celle de la dessiccation. Deux conditions sont nécessaires et suffisantes pour que la sporulation se produise : il faut non seulement des bâtonnets bien vivants, mais aussi de l'oxygène libre. En présence d'oxygène combiné, même s'il s'agit d'une combinaison très instable (comme par exemple l'oxyhémoglobine), la formation de spores est impossible, et

(1) KERN, *Ueber die Kapsel des Anthraxbacillus* (Centralbl. für Bactériol., XXI, 1897, p. 166).

(2) FISCHREIDER, *Beiträge für Kenntniss der Milzbrandes* (Ibid. Originale LI, 1909, p. 342 ; 1906, p. 249).

(3) GRUBER et FULAKI, *Seroactivität und Phagocytose* (*Munsch. Med. Wochenschr.*)

(4) BAIL, *Die Kapselbildung von Milzbrandbacillus* (Centralbl. fur Bact., XLVI, 1908, p. 488).

(5) TOUSSAINT, *Recherches expérimentales sur la maladie charbonneuse* (C. R. de l'Académie des Sc , 1877).

cela explique qu'on n'en trouve jamais dans le sang des animaux charbonneux, ni dans leurs tissus.

Dans les cultures, en présence d'oxygène libre, les spores ne tardent pas à se former aux dépens des filaments : ordinairement, il ne s'en forme qu'une par bâtonnet, mais la constatation du fait est difficile, à cause du peu de netteté des cloisons intersegmentaires. On commence par apercevoir de petits points sombres, condensation du protoplasma, qui, peu à peu, grossissent, sans jamais atteindre toute la largeur du filament, prennent une forme ovale et deviennent très réfringents. Bientôt le filament disparaît, et seules subsistent les spores qui sont ainsi mises en liberté. Transportée dans un nouveau milieu nutritif, et en présence toujours d'oxygène libre, la spore va se développer. Elle comporte un petit noyau azoté et une membrane d'enveloppe peu épaisse où l'on admet deux couches : une superficielle : exospore, une interne : endospore (1). Au bout de trois ou quatre heures (d'après Koch), la spore s'entoure d'une sorte d'aréole claire qui s'appelle hyaline, aux dépens de la membrane d'enveloppe. En même temps, le noyau s'allonge sur son grand axe, perd son éclat et se transforme en une cellule apte à proliférer.

Dans les cultures, un bacille charbonneux normal commence à donner des spores au bout de seize heures, entre 31° et 37° ; au bout de 36 heures, à 24° ; au bout de 50 heures, à 18° ; à 12° il est exceptionnel que la sporulation continue à se faire.

La germination des spores est, elle aussi, en rapport avec la température : à 37°, la spore germe en huit heures, et, au bout de 21 heures, une nouvelle génération de spores apparaît ; à 24°, la spore germe en 16 heures et la nouvelle génération apparaît au bout de 48 heures ; à 12°, la germination est le plus souvent impossible. La faculté de germination est détruite

(1) Nencki, *Beiträge zur Biologie der Bactérien* (Virchow's Arch. für Pathol. Anat., 1879).

par un court contact avec les agents antiseptiques, tels que le formol à 1/100, l'acide phénique à 1, 5/100 (1) (2) (3).

Ce qui caractérise les spores et fait leur importance, c'est leur résistance toute particulière aux causes de destruction. Alors que les bâtonnets sont tués à une température de 60°, les spores subissent impunément la chaleur humide à 95° pendant dix minutes et, pendant très longtemps, une température de 80°. KOCH les a même soumises, pendant quelques instants, à une chaleur sèche de 123°, sans les tuer. L'oxygène comprimé ne les altère pas, et la dessiccation, la privation d'air et de matériaux nutritifs, l'action de bon nombre d'antiseptiques sont sans effet sur elles.

Au cours d'une communication au Syndicat général des cuirs et peaux, le Dr ABT a montré que, même avec l'emploi du bichlorure de mercure, les spores qui paraissaient tuées reprenaient leur virulence en milieu alcalin.

C'est ce qui explique l'inefficacité constante des divers procédés qui ont été préconisés pour la désinfection des produits charbonneux. Le seul fait sûr, et facilement constatable, est la mise hors de service ou, tout au moins, la détérioration des matériaux ainsi traités, sans qu'il en résulte la moindre sécurité.

Il est des cas où les cultures charbonneuses peuvent perdre la propriété de donner des spores, tout en restant virulentes, constituant ainsi des races de bacilles dites asporogènes, capables de se reproduire indéfiniment, par la seule segmentation. CHAMBERLAND et ROUX (4) sont arrivés à ce résultat en faisant

(1) WEIL, *Zur Biologie der Milzbrand Bacillus*. Thèse de Berne, 1899.

(2) WEIL, *Zur Biologie der Milzbrand bacillus*. Thèse de Berne, 1899. *Zur Biologie der Milzbrand bacillus; die Sporenauskeimung* (Arch. fur Hygiène, XXXIX, 1901).

(3) ROUX, *De l'action de la chaleur et de l'air sur les spores de la Bactéridie du charbon* (Ouv. de l'Inst. Pasteur, 1887, p. 392).

(4) CHAMBERLAND et ROUX, *Sur l'atténuation de la virulence de la Bactéridie charbonneuse sous l'influence des antiseptiques* (C. R. de l'Acad. des Sc. — XCVII, 1883, p. 1090).

agir, sur les cultures, des doses faibles d'acide phénique ou de bichromate de potasse. LEHMANN (1) a observé que le vieillissement pouvait entraîner la même conséquence sur des cultures en gélatine. SURMONT et ARNOULD (2), pour obtenir des variétés asporogènes, donnent la préférence au procédé de Roux par l'emploi de l'acide phénique, et, en cas d'échec, ils recommandent de recommencer l'opération sur un charbon en partie atténué par des cultures en séries, réensemencées de cinq en cinq jours à quarante-deux degrés (42°). PHISALIX (3) a obtenu du charbon asporogène par cultures en sacs de collodion dans le péritoine du chien.

Enfin, lorsque, dans les cultures, le milieu nutritif commence à s'appauvrir, on observe parfois des formes de souffrance (caractérisées par un aspect incurvé et sinueux), des filaments, avec renflements irréguliers des vacuoles, et même des éléments en forme de clous.

Coloration.

Les bâtonnets dans le sang et dans les cultures se colorent bien par les couleurs d'aniline; le bleu de méthylène, la thionine phéniquée, la fuchsine phéniquée, le Ziehl les mettent bien en évidence. Ils restent colorés par la méthode de Gram.

Les spores sont beaucoup plus difficilement colorables, en raison de leur capsule; il faut, avant de les colorer, les mordancer par un réactif approprié; on peut s'adresser dans ce but à la chaleur, à l'acide sulfurique, à la potasse caustique. Le procédé le plus simple est de passer la lame 6 à 10 fois dans la flamme d'un bec Bunsen au lieu des 3 fois qui suffisent ordinairement pour obtenir la fixation. On colore ensuite à la fuch-

(1) LEHMANN, *Uber die Sporenbildung bei Milzbrand* (Münch. Méd. Wochenschr., 1887, n° 26).

(2) SURMONT et ARNOULD, *Recherches sur la production du Bacille du charbon Asporogène* (Ann. de l'Inst. Pasteur, VIII, 1894, p. 816).

(3) PHISALIX, *Sur une variété de bacilles charbonneux à forme courte et asporogène ; Bacillus Anthracis brevigemmans* (Soc. de Biol., 4 août 1900).

sine de Ziehl pendant une demi-heure au moins. Les spores sont colorées en rouge vif, les bâtonnets en rose plus clair. Tel est le procédé conseillé par HUEPPE (1). On peut, si on veut, raffiner le résultat en faisant une double coloration. Pour cela, on prend la lame colorée (comme il a été dit) à la fuchsine, on la décolore presque complètement en la traitant par un acide étendu [nitrique ou sulfurique (dilution a 1/100)], puis, par l'alcool; on arrête la décoloration au point voulu par lavage à l'eau, et on recolore le fond de la préparation par le bleu de méthylène de Loeffler. On lave à l'eau et, en examinant, on voit les spores en rouge intense et les bâtonnets en bleu pâle. Cette méthode de coloration est applicable aux coupes de tissus. MOELLER (2) procède autrement : il prend des préparations simplement séchées, et recommande de :

1° fixer par alcool absolu, pendant 2 minutes; tremper deux minutes dans du chloroforme ; ne pas laver;

2° traiter 5 minutes par l'acide chromique à 5/100;

3° colorer au Ziehl, 5 à 6 minutes à chaud, 5 à 6 heures à froid;

4° décolorer par l'acide sulfurique à 5/100, suivi d'un lavage à l'alcool;

5° laver et colorer le fond au bleu de méthylène.

Les capsules se colorent assez bien sous l'action de la fuchsine de Ziehl, surtout si, après la coloration, on plonge la préparation dans un bain d'acide acétique (1 goutte d'acide pour cinq centimètres cubes d'eau). La solution suivante de Romanowsky réussit bien aussi (on la laisse agir plusieurs jours, puis on lave à l'eau) :

R { Solution aqueuse saturée de bleu de méthylène médicinal 2 volumes.
Solution d'Eosine (à 1/100) 5 volumes.

(1) HUEPPE, *Die Methoden der Bacterienforschung*, 1887.

(2) MOELLER, *Uber eine neue Methode zur Sporenfarbung* (Centrabl. fur Bact., XXV, 1899, p. 276).

Par ce procédé, le protoplasma apparaît en bleu, les grains chromatiques en rouge, les capsules en rose brillant.

Cultures.

Le *Bacillus anthracis* se cultive facilement sur tous les milieux; le moyen le plus simple consiste à prélever le sang d'un animal charbonneux ; on a ainsi beaucoup de chances d'obtenir une culture pure. Au cas où d'autres micro-organismes coexisteraient avec celui du charbon, une culture sur plaque permettrait d'isoler les colonies charbonneuses. Au début, Pasteur se servait, comme milieu de culture, d'une solution saline et d'urine stérilisée, un peu alcaline. Il est bien préférable d'employer des bouillons de viande. Le bacille ne pousse qu'en présence d'oxygène, qui est un élément indispensable à son développement : sans lui, il meurt; et seules, plus résistantes, les spores déjà formées continuent à vivre d'une vie latente; encore sont-elles mises dans l'impossibilité de germer.

La température optima est comprise entre 35° et 37°. Au-dessous de 15°, plus de sporulation; au-dessous de 12°, plus de reproduction par division; à 43°, la sporulation cesse, et à 45°, la reproduction directe s'arrête à son tour.

Culture en bouillon. — A l'étuve, entre 30° et 35°, on observe, au bout de 24 heures, des flocons blancs, à la surface du bouillon et contre les parois du tube. Le plus souvent, ces flocons finissent par se déposer au fond, après être restés plus ou moins longtemps en suspension dans le liquide. Si on examine à plusieurs reprises la culture au microscope, on voit que les filaments du début, à la surface libre du liquide, sont flexueux et donnent des spores; au fur et à mesure qu'ils plongent dans le liquide, la privation d'oxygène se fait sentir : la sporulation s'arrête, en même temps que la membrane, se résorbant, met en liberté les spores déjà formées : ce sont ces spores qui constituent presque à elles seules le culot.

Culture dans le lait. — Le bacille charbonneux pousse très vite dans le lait stérilisé. Ce dernier, dans un ballon, devient au bout de quelques jours plus limpide et un peu jaunâtre ; la graisse flotte à la surface, le petit lait va au fond (1).

La matière grasse se résorbe peu à peu, la culture brunit et prend une odeur de fromage pourri, après quelques mois. Dans un tube à essai, il se forme, au bout de deux jours, un bloc caséeux surmonté d'un liquide clair alcalin. La bactéridie, d'après ROGER, secréterait un ferment caséifiant. Dans le tube, le manque d'air arrête la végétation du charbon : le lait n'est plus soumis à l'action de ce charbon, et la caséine, qui n'a pas été consommée par la bactéridie, de son vivant, se coagule lentement sous l'action du ferment coagulant préalablement sécrété.

Cultures sur gélatine. — En piqûre, dans un tube de gélatine, on observe, 24 heures après, et sur le trajet de celle-ci, une petite bande blanchâtre, d'où partent de nombreux filaments perpendiculaires, comme les barbes d'une plume d'oiseau. Cela s'observe surtout si on ensemence du sang charbonneux. A la surface libre, il se fait une colonie blanchâtre, continuant celle qui occupe le canal central, et on a alors l'image d'un clou dont la tige envoie de nombreux prolongements. Au bout d'une dizaine de jours, la gélatine étant liquéfiée, la colonie devient libre et flotte, verticale, dans le liquide. A la longue, elle se fragmente et ses débris tombent au fond du tube.

On peut aussi ensemencer des plaques de gélatine et les mettre à l'étuve à 20°-30°. Au bout du 1er jour, on aperçoit dans la gélatine de petits points blancs brillants, perceptibles

(1) ROGER, *Action de la Bactéridie charbonneuse sur le lait* (Société de Biol., 18 mars 1893).

à l'œil nu, et avec un grossissement de 60 diamètres, ces colonies ont un aspect arrondi, granuleux, à bords festonnés. Au bout du deuxième jour, on voit des filaments entremêlés. Enfin, le quatrième jour, la colonie se montre comme un peloton formé d'un véritable feutrage de filaments enchevêtrés.

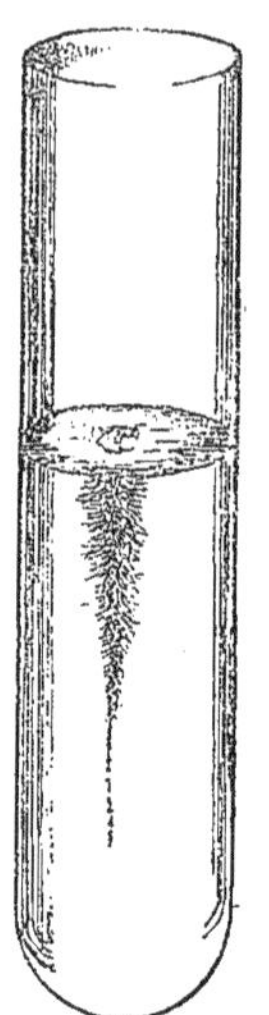

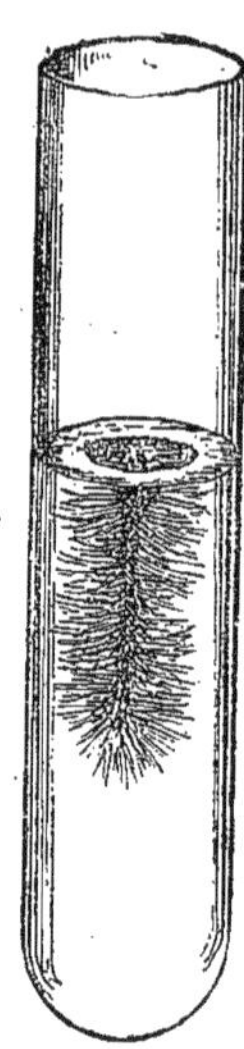

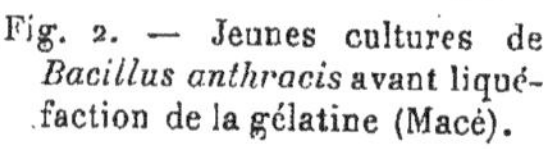

Fig. 2. — Jeunes cultures de *Bacillus anthracis* avant liquéfaction de la gélatine (Macé).

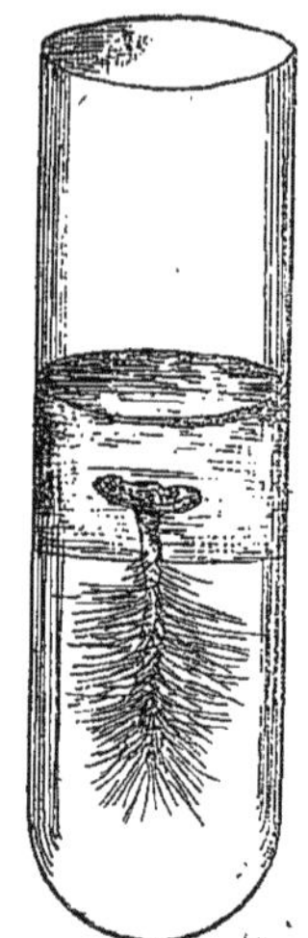

Fig. 3. — Culture âgée de *Bacillus anthracis* sur gélatine. La gélatine est en partie liquéfiée (Macé).

Puis, la gélatine se liquéfie autour des colonies qui se désagrègent et leurs débris flottent dans le liquide.

Cultures sur gélose. — Il se développe le long de la strie une colonie blanchâtre, épaisse, assez friable.

Cultures sur sérum. — Sur sérum coagulé, en stries, les colonies blanchâtres produisent rapidement la liquéfaction. Dans le sérum liquide, on voit, au bout de 48 heures, des filaments floconneux enchevêtrés ; au bout de dix à douze jours, le sérum est devenu plus consistant, presque gélatineux; ensuite il redevient fluide.

Cultures sur pomme de terre. — Les colonies poussent vigoureusement. Il y en a, au bout de quelques jours, une couche épaisse, d'un blanc sale, opaque, avec des bords un peu plus transparents : il s'en dégage une odeur aigre.

Vitalité et virulence.

La vitalité du bacille du charbon, et par suite son activité, sont en relation directe avec la formation des spores. Les bâtonnets sont peu résistants, les spores le sont beaucoup plus. Les cultures faites entre 15° et 40° donnent, à l'inoculation, les mêmes résultats que le sang des animaux charbonneux. La bactéridie est un aérobie : elle emprunte l'oxygène du sang qui est en combinaison instable sous forme d'oxyhémoglobine; c'est peut-être à ce fait que le sang charbonneux doit son aspect noirâtre de sang veineux et sa viscosité, qui ont valu à la maladie le nom de maladie du sang et de sang de rate. Cependant la quantité d'oxygène que la bactéridie peut trouver dans le sang est insuffisante pour lui permettre de sporuler, elle ne donne jamais de spores qu'au contact de l'air, en présence d'oxygène libre.

La chaleur tue assez rapidement les bâtonnets non sporulés, tels qu'ils se rencontrent dans les cultures jeunes et dans le sang prélevé récemment sur un animal charbonneux. D'après Roux et Chamberland (1) (2) (3), le milieu serait stérilisé en 40 minutes, à 55°; en une heure, à 50°. D'après Weill (4), les bâtonnets non sporulés, en bouillon, seraient détruits presque instantanément à 100° et au bout de :

(1) Roux, *De l'action de la chaleur et de l'air sur les spores de la Bactéridie du charbon* (Ann. de l'Institut Pasteur, I, 1887).

(2) Arloing, Influence de la lumière blanche et de ses rayons constituants sur le développement et les propriétés du *Bacillus anthracis* (Arch. de Physiol., VII, 1886, p. 209).

(3) Mormont, *Action de la dessiccation, de l'air et de la lumière sur la Bactéridie charbonneuse filamenteuse* (Ann. de l'Institut Pasteur, VI, 1892, p. 21).

(4) Weil, *Zur Biologie der Milzbrand-bacillus* (thèse de Berne, 1899).

1 minute	à	80°
1 — 1/2	à	79°
2 —	à	78°
3 —	à	75°
4 —	à	70°
5 — 1/2	à	65°

On peut aussi obtenir la stérilisation de la culture non sporulée à des températures plus faibles, à condition de les maintenir pendant assez longtemps à 50° (une demi-heure ou une heure).

Sous cette influence, la vitalité et la virulence diminuent simultanément, d'une façon progressive. Les bâtonnets perdent peu à peu leur aptitude à la sporulation, et même à la reproduction, par simple division.

Les spores possèdent une résistance beaucoup plus grande; il faut, pour les tuer, les maintenir au moins dix minutes à une chaleur humide de 95°; pendant 4 à 5 minutes à 100°. A sec, il faut faire agir pendant plusieurs heures une température de 120° pour être sûr de les tuer.

La lumière solaire stérilise en dix à seize heures le sang charbonneux, au contact de l'air. A l'abri de l'air, il faut un temps plus long. La dessiccation n'a pas grande influence sur les bâtonnets; quant aux spores, elle les laisse absolument intactes. C'est ce qui explique la longue persistance de la vitalité et de la virulence du charbon dans les matières organiques (cuirs, peaux brutes, crins, laines, cornes) et dans le sol, où les spores peuvent vivre pendant des années, donnant de loin en loin des cas nouveaux et même des épidémies, alors qu'on croyait la maladie éteinte depuis longtemps. Ainsi que l'a montré Pasteur, c'est ce qui se passe dans les « Champs maudits de la Beauce » : les vers de terre ramènent à la surface du sol, dans leurs excréments, les produits charbonneux qu'ils sont allés recueillir, dans les couches profondes, sur les cadavres d'animaux morts au cours d'une épidémie et enfouis des mois ou des années auparavant. Les végétaux se trouvent ainsi souillés, et, lorsque les herbivores viendront au pâturage, ils ont grande chance de se contaminer, pour peu qu'ils aient la moindre porte d'entrée.

Dans l'eau également, les spores ont une assez longue persistance.

Les antiseptiques tuent assez facilement les bâtonnets, mais les spores sont beaucoup moins sensibles à leur action. Elles gardent leur entière virulence après avoir subi pendant 125 jours le contact de l'alcool absolu, pendant 60 jours celui de l'acide phénique à 1/1000, celui du sublimé au 1/1000 pendant une heure; cependant le sublimé (1) les tue au 2/100 en une demi-heure, et au 1/100 en deux heures. Et, s'il est difficile de stériliser les cultures charbonneuses dans un laboratoire où sont réunies les conditions les plus favorables à l'opération, combien ne l'est-il pas davantage encore, lorsqu'on essaie d'agir sur des produits charbonneux animaux, sur les dépouilles des bêtes charbonneuses, surtout quand la tentative est faite longtemps après la mort de l'animal, alors que les spores ont eu tout le loisir de pulluler à l'aise ou sont *agglutinées* par les sérosités.

La dessiccation préconisée par CHAUVEAU est illusoire, même si elle est pratiquée dès la mort de la bête charbonneuse. Elle devrait surprendre, figer et tuer les bacilles avant qu'une seule spore ait eu le temps de prendre naissance. Or, il est impossible d'obtenir une dessiccation suffisamment rapide, si on opère sur une peau de mouton, par exemple, dont la longue laine est engluée de sang et de boue. On réalise, jusqu'à un certain point, la dessiccation superficielle; mais, dans la profondeur de la toison, il existe de l'air et, avant que le sang aussi profondément situé ait pu être desséché, qui donc osera

(1) Voir page 179 les travaux du Dr ABT à ce sujet.

affirmer qu'une seule spore ou même des milliers de spores n'auront pas eu le temps de se produire? On peut stériliser par la dessiccation, peut-être, la lame d'un couteau de boucher, mais sûrement pas la dépouille de l'animal abattu ; et encore faudrait-il consentir à admettre que l'opération, consciencieusement faite, n'aura subi aucun retard.

L'action des antiseptiques est tout aussi trompeuse. Nous savons que, dans une culture (condition essentiellement favorable), il faut, pour tuer les spores, du sublimé à 2/100 (donc extrêmement concentré) et encore le résultat n'est-il à peu près certain qu'au bout d'une demi-heure au moins.

Or, dans une toison épaisse, dont la laine est grasse, la solution aqueuse de sublimé ne pénétrera pas, elle ne réussira pas à mouiller les poils baignés de graisse ; et en admettant même, pour un instant, que, par impossible, elle ait pu les mouiller, elle se trouvera agir sur des spores enfermées dans une coque albumineuse de matières organiques et de sang, et, par suite, bien à l'abri. Le seul résultat du sublimé sera de coaguler les matières organiques qui, par hasard, ne le seraient pas encore et de renforcer, de blinder, pour ainsi dire, l'abri de la spore charbonneuse, en venant en aide à ses moyens naturels de défense. Un véhicule autre que l'eau, l'alcool par exemple, risquerait en outre d'ajouter ses propriétés coagulantes à celles déjà trop suffisantes du sublimé. Ce qui est vrai du sublimé s'applique de même au formol, à l'acide phénique, avec ceci en plus, que leur valeur antiseptique est moins élevée.

Le seul moyen efficace de stériliser un produit charbonneux, ou supposé tel, est l'incinération pure et simple. Pour que la stérilisation soit valable, pour qu'elle soit autre chose qu'un trompe-l'œil dangereux, il faut qu'elle atteigne à la rigueur absolue d'une stérilisation chirurgicale ; et qui donc, dans ces conditions, oserait se vanter de la réaliser?

Certaines espèces microbiennes exercent, à l'égard du bacille charbonneux un véritable rôle antagoniste : tels le streptocoque, le pneumobacille et (à un moindre degré) le staphylocope doré, le pneumocope et même le bacille lactique ; à ce point de vue, le bacille pyocyanique a un rôle incontestable, qui a été particulièrement étudié. BOUCHARD et CHARRIN, DELARBRE ont institué des expériences, desquelles il résulte que, dans un bouillon où sont ensemencés côte à côte le bacillus anthracis et le bacille pyocyanique, on observe bientôt une diminution du nombre des bâtonnets charbonneux qui, se déformant et ne donnant pas de spores, finissent par disparaître complètement. De même la culture du bacille charbonneux, dans un bouillon additionné de toxine pyocyanique, montre une végétation peu active, avec des formes de souffrance et une sporulation ralentie; mais cette atténuation n'est que passagère et, par réensemencement en nouveau bouillon, on obtient une race charbonneuse qui a récupéré ses qualités premières.

In vivo, l'inoculation de culture mixte tue l'animal ; on ne retrouve nulle part dans son organisme la moindre trace du bacille charbonneux; il semble bien qu'il ait succombé à l'infection ou à l'intoxication pyocyaniques seules. Ces faits sont intéressants au point de vue pratique, car ils ont servi de base à une tentative de traitement du charbon par le pyocyanique et sa toxine. DELARBRE et FORTINEAU ont fait à ce sujet un certain nombre d'expériences dont les résultats méritent d'être retenus.

Excrétions et sécrétions — Toxines.

La bactéridie charbonneuse attaque et transforme les matières albuminoïdes au contact desquelles elle se trouve : bouillons, sérum, lait, en donnant un dégagement d'ammoniac qui se redissout, déterminant une alcalinité très nette du milieu ;

le phénomène ne cesse que lorsque la production du gaz est devenue assez forte pour arrêter la vitalité de la bactéridie (1).

Iwanow (2) signale aussi la formation d'acides acétique, formique et caproïque. Dans les cultures sur pomme de terre, Maumus (3) a constaté la transformation de l'amidon en glucose. Mlle Napias (4) a vu que les hydrocarbonés sont attaqués avec production d'acide acétique. Dans les milieux peptonisés, il se formerait de l'acide sulfhydrique, mais pas d'indol.

A côté de ces produits de désintégration existent aussi les produits solubles sécrétés par la bactéridie, ses toxines, signalées pour la première fois par Toussaint en 1878.

Hankin (5) a ajouté, aux cultures, de l'alcool; il a ainsi précipité une albumose, qui, lavée à l'alcool et desséchée, se montre extrêmement toxique pour les animaux de laboratoire. Hankin et Wosbroock (6) ont retiré des cultures, un ferment qui attaque les albuminoïdes en donnant des albumoses inactives. Il existerait, en outre, disent-ils, une seconde albumose sans action, à dose moyenne, sur les animaux sensibles au charbon, mais, au contraire, très toxique pour ceux qui lui sont habituellement réfractaires.

Martin (7), étudiant des cultures de dix à quinze jours en sérum alcalin, aurait trouvé deux albumoses, une trace de

(1) Perdrix, *Sur la transformation des matières azotées dans les cultures de bactéridie charbonneuse* (Ann. de l'Inst. Pasteur, 1888, p. 354).

(2) Iwanow, *Sur la production des acides volatils dans les cultures du bacille charbonneux* (Ann. de l'Inst. Pasteur, II, 1892, p. 131).

(3) Maumus, *Sur la transformation de l'amidon végétal en sucre par le bacille du charbon* (Soc. de Biol., 28 janvier 1893).

(4) Mlle Napias, *Action de la bactéridie charbonneuse sur les hydrates de carbone* (Ann. de l'Inst. Pasteur, XIV, 1900, p. 232).

(5) Hankin, *Immunity proceeded by an albumose isolated from anthrax cultures* (British. med. journ., 1889, p. 810).

(6) Hankin et Wesbroock, *Sur les albumoses et les toxalbumines sécrétées par le bacille charbonneux* (Ann. de l'Inst. Pasteur, VI, 1892, p. 633).

(7) Martin, *The chemical products of the growth of bacillus anthracis* (Proceed of Royal Society of London, 22 mai 1890).

peptone, un alcaloïde, de petites quantités de leucine et de tyrosine. Les albumoses lui ont paru peu toxiques ; par contre, leur extrait obtenu en les traitant par de l'alcool acidulé le serait beaucoup. L'alcaloïde le serait plus encore.

Briéger et Fraenkel (1), opérant comme Hankin, obtiennent des résultats analogues aux siens.

Marmier (2) s'est adressé à des cultures en bouillon ou en sérum. Après les avoir filtrées, puis traitées par le sulfate d'ammoniaque en solution saturée, il filtre de nouveau, puis lave le précipité avec la même solution de sulfate d'ammoniaque ; il dessèche et il obtient une poudre brune, soluble dans l'eau, insoluble dans le chloroforme, n'ayant aucun des caractères des albuminoïdes, des peptones, ni des alcaloïdes. Elle est sans action sur l'empois d'amidon et les hydrocarbonés. Elle peut tuer par cachexie les animaux auxquels on l'inocule, à condition qu'ils ne soient pas réfractaires au charbon. Chauffée à 110°, cette substance est atténuée, mais non détruite. En traitant des cultures sur gélose par l'eau alcoolisée, on en extrait des traces, ce qui peut la faire considérer comme une endotoxine ne se diffusant que dans des conditions favorables. Mais ces effets ne sont pas constants ; quelques lapins sont tués avec 25 milligrammes, d'autres seulement avec 10 et 20 centigrammes. Par l'emploi de doses convenables et graduées, on peut arriver à immuniser des animaux contre le charbon.

Lando-Landi (3) a retiré des albumoses, des cultures et du sang des animaux charbonneux, mais il ne leur trouva aucune propriété toxique ni vaccinale. Il a extrait aussi du sang charbonneux trois bases, dont une (sans doute dans la famille carbo-pyridique ou carbo-quinoléïque) détermine chez la souris des convulsions tétaniques, le coma et la mort.

(1) Briéger et Fraenkel, *Untersuchungen über Bacteriengifte* (Berlin klin. Wochenschr., 1889, nos 11 et 12).
(2) Marmier, *Sur la toxine charbonneuse* (Ann. de l'Inst. Pasteur, LX, 1895, p. 533).
(3) Lando-Landi, Comptes rendus de la Soc. de Biol., 1891, p. 632.

De Christmas, préparant des extraits glycérinés, avec des organes de lapins rendus réfractaires au charbon, et traitant par l'alcool ces extraits glycérinés, obtint des substances capables d'entraver chez un autre animal le développement du charbon. Leur solubilité dans la glycérine et leur destruction à 75o permettent de les considérer comme des diastases formées chez le lapin sous l'influence de la vaccination.

Tiberti (1) retira du bacille charbonneux une nucléo-protéïde avec laquelle, 8 fois sur 12, il immunisa des lapins.

Galéotti (2) obtint ces mêmes nucléo-protéïdes et produisit avec elles chez le lapin une immunité active, le sérum de l'animal immunisé devenant préventif et curatif.

Paladino-Blandini (3) fit macérer des spores charbonneuses dans une dissolution de soude. L'injection intraveineuse amène la mort des lapins par coagulations intravasculaires. L'injection sous-cutanée donne un œdème local, puis un nodule qui s'ulcère secondairement. L'animal meurt cachectique en 3 à 27 jours. L'auteur n'a jamais réussi à immuniser les animaux avec cette nucléine. Une nucléo-albumine précipitée par lui au moyen de l'acide acétique ne lui a donné non plus aucun résultat immunisant.

Boidin (4), dans sa thèse, a poursuivi l'étude des toxines charbonneuses en se fondant sur les recherches d'Auclair.

Auclair (5), pour le bacille de Koch, et ensuite pour la plupart des microbes, montra qu'il existe des « poisons adhérents », des endotoxines, dans le protoplasma ou dans les ma-

(1) Tiberti, *Generale il Policlinico*, 1903 (*Clinica Moderna*, Pise, 1er juillet 1903).

(2) Galeotti, Premier congrès italien de médecine de Turin, octobre 1903, *Gazetta medica Italiana*, anno III, 1902, n° 44, p. 448 : — *Il Morgagni*, mars 1903.

(3) Paladino-Blandini, *Tentatives de vaccination chimique anticharbonneuse* (*Riforma Médica*, 20 mai 1903).

(4) L. Boidin, *Recherches expérimentales sur le poison de la Bactéridie charbonneuse* (Thèse de Paris, 1906).

(5) J. Auclair, *Etudes expérimentales sur les poisons du bacille tuberculeux humain. Essais de vaccination et de traitement* (Thèse de Paris, 1897. — Revue de la Tuberculose, n° 2, juillet 1898, p. 97. — Arch. de Médecine Expérimentale, 1899. — Arch. de Médecine Expérimentale, 1900. — Revue de la Tuberculose, 1904).

tières graisseuses de la capsule, poisons qui ne sont mis en liberté que par la mort des bactéries dans l'organisme de l'hôte, ou artificiellement, par les dissolvants des graisses, éther et chloroforme par exemple. AUCLAIR (1) a montré en outre que ces endotoxines ont une action principalement locale, qu'elles attirent les leucocytes et les tuent. Partant de ce principe général que l'immunisation toxique est toujours spécifique, valable seulement contre la toxine employée, AUCLAIR a conclu que, dans les maladies à type local, sous la dépendance le plus souvent d'un « poison adhérent », il est indispensable, pour obtenir l'immunisation, d'isoler cette toxine adhérente et de s'en servir. C'est ce que BOIDIN s'est proposé au sujet du charbon.

Voici, rappelée dans ses grandes lignes, la technique qu'il a employée : il filtre sur papier une culture charbonneuse en eau peptonée; le filtre et le filtrat sont traités par l'éther ou le chloroforme; le liquide est alors filtré sur bougie pour retenir les bactéridies, et il ne reste plus qu'à évaporer l'éther ou le chloroforme pour obtenir les extraits.

L'extrait éthéré est une substance jaune brun, d'apparence cireuse, visqueuse ; elle a une odeur résineuse rappelant un peu celle de la colophane.

L'extrait chloroformique est un peu analogue, mais plus gras, moins visqueux, avec une odeur désagréable de graisse rance.

Tous deux ont les caractères des graisses, ne sont ni émulsionnables, ni solubles dans l'eau, mais émulsionnables dans les alcalis et solubles dans l'huile.

BOIDIN a étudié pour ces deux extraits les effets locaux et les effets généraux.

Localement, par injection des extraits éthéré et chlorofor-

(1) J. AUCLAIR, *Recherches sur les poisons microbiens, les poisons microbiens à détermination locale prédominante* (Arch. de Médecine Expérimentale, novembre 1903).

mique, émulsionnés dans un alcali, mais non solubilisés, on reproduit exactement les lésions locales charbonneuses, qu'il s'agisse d'inoculation sous-cutanée (œdème malin) ou d'inoculation intra-trachéale. Les résultats sont identiques, que l'on injecte une culture virulente, une culture dont les bactéridies sont tuées, ou des extraits bactéridiens. La seule différence est que les extraits et les cultures mortes ont sur les leucocytes une action chimiotactique positive, et que cette action est, au contraire, négative avec les cultures vivantes. L'auteur, dans cette série d'expériences, n'a observé aucun trouble de l'état général.

Si, maintenant, on étudie l'action générale de ces extraits, il faut au préalable les solubiliser; on ne peut pour cela s'adresser à l'éther ni au chloroforme, qui causent chez le lapin des troubles généraux mortels, ni au xylol, qui provoque des désordres locaux. L'huile, par contre, est un bon dissolvant et ne présente, du moins chez le lapin, aucun inconvénient. L'injection, à cet animal, de solutions huileuses des extraits éthéré et chloroformique a donné des résultats parfois mortels, mais inconstants. Boidin, qui s'était servi, pendant plusieurs mois, d'une même culture entretenue au laboratoire sur milieux artificiels, attribue la variabilité des effets obtenus, au fait que la virulence des cultures (et par suite la toxicité de leurs extraits) diminue à mesure qu'elles s'atténuent par vieillissement. Il semble que les cultures jeunes d'une bactéridie prélevée sur l'homme, organisme résistant au charbon, constituent une race particulièrement virulente.

Immunité. Vaccination. Sérothérapie.

Certaines espèces animales semblent présenter, à l'égard de l'infection charbonneuse, une immunité spontanée, tout au moins partielle. Tel est le cas du rat et du jeune veau, d'après

Chauveau (1), du rat blanc qui, cependant, d'après les recherches de Metschnikoff (2), n'offrirait pas une immunité aussi complète qu'on a bien voulu le dire; il serait plus exact, au lieu d'une immunité relative et discutable, de leur concéder une force de résistance spéciale, leur permettant de supporter, souvent avec guérison, des doses assez fortes de culture virulente (3). Et la clinique ne nous montre-t-elle pas (nous en avons observé nous-mêmes des cas), que, dans certaines circonstances, la pustule maligne de l'homme est susceptible de guérir spontanément, sans aucun traitement, le médecin bornant son rôle à une action de surveillance, à l'expectative armée, prêt néanmoins à intervenir au premier signe de défaillance de l'organisme attaqué? Les carnassiers paraissent assez difficilement vulnérables. Le porc, notamment le porc hongrois, est assez réfractaire ; par contre, le porc anglais et le porc américain prennent facilement le charbon. Le mouton algérien, au contraire du mouton français, présente une très grande résistance; il en est de même du mouton de race algérienne, né en France de parents acclimatés depuis plusieurs générations. La poule a été longtemps considérée comme réfractaire au charbon; là encore, il ne s'agit que d'une résistance particulière de l'animal, tant qu'il est placé dans des conditions de vie normale; mais qu'on le mette en état de moindre résistance, sous l'action du froid, par exemple, en lui maintenant les pattes immergées dans l'eau, il contractera fort bien le charbon, ainsi que l'a réalisé Pasteur (4). Il en est de même pour les animaux à sang froid, dont l'immunité cesse, si on les soumet à l'influence du réchauffement.

(1) Chauveau, *Sur la résistance des animaux de l'espèce bovine au sang de rate* (C. R. de l'Acad. des Sc., XCI, 1880, p. 1526).

(2) Metschnikoff, *Etude sur l'immunité. III : Le Charbon des rats blancs* (Ann. de l'Inst. Pasteur, IV, 1890, p. 193).

(3) Chauveau, C. R. de l'Acad. des Sc., LXXXIX, 1879, p. 498 ; XC, 1880, p. 1526, et XCI, pp. 23 et 680 ; XC, II, 1881, p. 510.

(4) Pasteur, Joubert et Chamberland, *Sur le charbon des poules* (Bull. de l'Acad. de Méd., 1878, pp. 253, 737, et 1879, p. 1222).

A côté de cette immunité naturelle, il existe une immunité acquise (1). Il semblerait, d'après la plupart des auteurs, qu'une première atteinte confère à l'homme une certaine immunité. Cependant notre observation personnelle nous a permis de constater chez le même malade une pustule maligne, le 23 septembre 1907, et une seconde, trois ans et demi plus tard, le 6 mars 1911. Ce fait tendrait à montrer que, chez notre sujet, l'immunité ne se produisit pas ou, du moins, que sa durée fut inférieure à trois ans et demi. Il est juste de constater que cette récidive fut particulièrement bénigne. PASTEUR avait remarqué que les vaches qui, par extraordinaire, guérissaient de la fièvre charbonneuse pouvaient par la suite supporter, sans mourir, des inoculations de cultures charbonneuses virulentes. Le fait laissait entrevoir la possibilité d'obtenir une vaccination, dont la première réalisation fut faite en juillet 1880 par le Lyonnais TOUSSAINT. Il filtrait du sang charbonneux sur plusieurs doublés de papier et chauffait le filtrat à 55°, pendant dix minutes. Il arrivait au même résultat en ajoutant à ce filtrat un 0/0 d'acide phénique.

CHAUVEAU montra, la même année, qu'on pouvait réaliser la vaccination en inoculant un nombre très petit de bacilles charbonneux, et il fit savoir que les agneaux, nés de mères charbonneuses, étaient réfractaires au charbon. PASTEUR (2) (3) avait obtenu l'atténuation de la virulence du choléra des poules par contact prolongé de l'oxygène; il résolut d'appliquer le même procédé à l'atténuation de la bactéridie charbonneuse; mais il y avait là un obstacle sérieux constitué par la présence

(1) GIBIER, *De l'aptitude communiquée aux animaux à sang froid à contracter le charbon par élévation de température* (C. R. de l'Acad. des Sc., t. XCIV, 1882, p. 1605).

(2) PASTEUR, CHAMBERLAND et ROUX, *De l'atténuation des virus et de leur retour à la virulence.* (C. R. de l'Acad. des Sc., XCII, 1881, p. 427) et le Vaccin du charbon (*Ibid.*, page 666).

(3) CHAMBERLAND, *le Charbon et la vaccination charbonneuse*, d'après les récents travaux de M. Pasteur. Paris, 1883.

des spores et par leur résistance toute particulière aux agents destructeurs. Il tourna l'obstacle en maintenant les cultures à une température de + 43° à laquelle la production de spores ne peut plus se faire, cependant que la multiplication végétative n'est encore nullement entravée. Il ne restait donc plus à PASTEUR qu'à maintenir sa culture charbonneuse à cette température constante de 43°, pendant un temps de plus en plus long, au contact de l'oxygène, pour avoir une culture de plus en plus atténuée et toujours dépourvue de spores. Semblable traitement, continué pendant un mois, amène la mort de la culture, mais, au bout du huitième jour, elle avait déjà perdu toute virulence, et du premier au huitième jour, cette virulence était régulièrement et progressivement atténuée. La valeur de la vaccination fut mise en relief par l'expérience de Pouilly-le-Fort, où 25 moutons vaccinés supportèrent sans dommage une inoculation qui tua les 25 témoins. Dans la pratique de la vaccination des bovidés et des moutons, on recourt à deux inoculations successives : la première d'un vaccin très faible, très atténué, incapable d'amener des troubles chez l'animal, mais qui le met cependant en état de supporter sans risques, 12 ou 15 jours plus tard, l'inoculation d'un second vaccin moins atténué, qui, d'emblée, eût été dangereux. On injecte aux bovidés un quart de centimètre cube de vaccin sous la peau de l'épaule, et aux moutons un huitième de centimètre cube à la face interne de la cuisse. L'immunité est acquise douze jours après la deuxième injection, et l'on considère qu'elle dure deux ans. On vaccine en France chaque année plus de 300.000 moutons et plus de 50.000 bovidés, qui deviennent ainsi capables de supporter, sans en souffrir, des inoculations expérimentales virulentes, et aussi d'échapper à la contagion naturelle. Les bactéridies des cultures atténuées ne diffèrent que très peu des bactéridies normales, et encore ces légères différences disparaissent lorsqu'on y amène la formation de spores et qu'on en tire de nouvelles cultures. Toutefois ces cultures, filles de cultures mères atténuées, conservent une virulence atténuée. Mais il est possible de les ramener à la virulence première et intégrale, par passages successifs sur des animaux de plus en plus résistants, soit de plus en plus âgés dans une même espèce, soit d'espèces de moins en moins vulnérables, du cobaye d'un jour, par exemple, jusqu'au mouton en passant par les cobayes adultes. PASTEUR avait aussi employé, comme agent d'atténuation, le vieillissement des cultures maintenues à une température dysgénésique. Il existe d'autres procédés.

TOUSSAINT (1), nous l'avons déjà vu, employait le chauffage du sang charbonneux défibriné à 55° pendant dix minutes.

CHAUVEAU (2) conseilla de préparer et d'employer successivement deux vaccins à quelques jours d'intervalle en chauffant la culture à 50°, pendant 15 minutes, pour la première préparation, pendant 10 minutes pour la seconde. En 1883, CHAUVEAU préconisa le chauffage à +47°, pendant trois heures, d'une culture de 24 heures maintenue à 42°5 depuis l'instant de l'ensemencement. CHAUVEAU est même arrivé à obtenir des races de bactéridies à atténuation transmissible. Il faut, pour cela : 1° cultiver en bouillon une goutte de sang charbonneux pendant 24 heures à 42°5, ce qui évite la formation de spores; 2° chauffer trois heures à 47°; 3° ensemencer en bouillon neuf et laisser à une température de 35 à 37°, ce qui permet la formation de spores au bout de sept à huit jours; 4° chauffer cette culture, devenue sporogène, pendant une heure ou une heure et demie à +80°. Les cultures filles conservent l'atténuation ainsi réalisée. Pour obtenir deux vaccins de virulence graduée, il suffit, lors du 4e temps de l'opération

(1) TOUSSAINT, *De l'immunité pour le charbon, acquise à la suite d'inoculations préventives* (C. R. de l'Acad. des Sc., XCI, 1880, pp. 135 et 303).

(2) CHAUVEAU (C. R. de l'Acad. des Sc., XCIV, 1882, p. 1694, et XCVI, 1885, p. 533).

ci-dessus décrite, de chauffer la culture sporogène pendant une heure à + 84°.

CHAUVEAU attribue l'atténuation à l'action du chauffage, et il ne croit pas que la présence de l'oxygène y contribue en quoi que ce soit; les vaccins conservent leur virulence atténuée plus longtemps que ceux de PASTEUR, mais leur activité disparaît en quelques mois.

CHAUVEAU (1) également, en 1884, réalise l'atténuation des cultures charbonneuses au moyen de l'oxygène comprimé. Il ensemençait un petit ballon de bouillon avec de la bactéridie sporulée ou non ; puis il enfermait le ballon dans un récipient en acier solide, et hermétiquement clos, où l'air était remplacé par de l'oxygène à la pression de deux atmosphères et demie. Ce récipient était ensuite placé, pendant quinze à trente jours, dans une étuve à + 35° ou + 36°. On prélevait de cette culture, à partir du quinzième jour, et on s'en servait pour ensemencer du bouillon à air libre. La culture est vaccinale à très petite dose et l'atténuation se transmet héréditairement.

ARLOING (2) a observé que des cultures charbonneuses, soumises pendant 24 heures à l'action des rayons solaires, et maintenues à 0° pendant l'intervalle des séances d'insolation, perdaient graduellement leur virulence et pouvaient devenir vaccinales.

On peut aussi atténuer la virulence des cultures charbonneuses par l'addition d'agents antiseptiques. TOUSSAINT s'était servi de l'acide phénique ajouté dans la proportion de 1/100 à du sang charbonneux. ROUX et CHAMBERLAND ont constaté que la présence de 1/800 d'acide phénique laisse pulluler la

(1) CHAUVEAU, *De l'atténuation des cultures virulentes par l'Oxygène comprimé* (C. R. de l'Acad. des Sc., XCVIII, 1884, p 1232, et C., 1885, p. 320).

(2) ARLOING, *Influence de la lumière blanche et de ses rayons constituants sur le développement et les propriétés du Bacillus Anthracis* (Arch. de Physiol., 2 VII, 1886, p. 209).

bactéridie charbonneuse, mais empêche la formation des spores; au bout d'un mois, la culture est inoffensive et peut conférer l'immunité. Le bichromate de potasse agit encore mieux : à 1/2000, et même 1/5000, il atténue, en trois jours, les cultures charbonneuses qui, dès lors, se reproduisent avec leur atténuation ; à un degré de plus, ROUX et CHAMBERLAND (1) ont vu que, par un contact prolongé, l'acide phénique pouvait atténuer de vieilles cultures depuis longtemps en végétation; de même l'acide sulfurique à 2/100 pouvait atténuer les spores. Les microbes ainsi traités donnent des vaccins.

ARLOING, CORNEVIN et THOMAS ont pu obtenir des vaccins en ajoutant, à la sérosité du charbon symptomatique, des agents tels que la glycérine phéniquée, le sublimé à 1/5000, l'eucalyptol, le thymol, la galactose alcalinisée.

PFEIFFER et FRIEDBERGER ont constaté, en 1905, que les rayons de Becquerel (exposition à 1 cm du fragment de bromure de radium de 25 milligrammes) tuaient, en trois jours, les spores charbonneuses. Une exposition moins prolongée peut atténuer les cultures.

L'immunité peut être également obtenue par l'injection non plus de la culture totale, mais des produits solubles seuls. HANKIN (2), traitant des cultures par l'alcool et lavant à l'alcool le précipité, obtint une albumose très toxique qui, à dose très faible, jouirait de la propriété de vacciner les animaux auxquels on l'injecte. Plus tard, PETERMANN, puis HANKIN et WESBROOCK (3), expérimentant cette albumose, reconnurent que cette immunisation était inconstante et très passagère. ROUX

(1) CHAMBERLAND et ROUX, *Sur l'atténuation de la virulence de la Bactéridie charbonneuse sous l'influence des antiseptiques* (C. R. de l'Acad. des Sc., XCVII, 1883, pp. 1088-1410).

(2) HANKIN, *Immunity produced by an albamose isolated from Anthrax cultures* (Bristish. med. journ., 1889, p. 810).

(3) HANKIN et WESBROOCK, *Sur les albumoses et les toxalbumines secrétées par le bacille charbonneux* (Ann. de l'Inst. Pasteur, VI, 1892, p. 633).

et CHAMBERLAND (1) ont immunisé le mouton, en lui injectant du sang charbonneux dépourvu de spores et stérilisé par un chauffage d'une heure à 58°, ou par l'addition d'antiseptiques; on ne peut, dans ce cas, invoquer d'autre action que celle des produits solubles.

En 1895, MARMIER isola, des cultures charbonneuses en eau peptonée à basse température, une substance toxique qui ne présentait aucune des réactions des albuminoïdes, et au moyen de laquelle il réussit à immuniser des animaux contre le charbon.

BRUGER et FRAENKEL, SIDNEY, MARTIN, LANDO-LANDI et DE CHRISTMAS ont isolé aussi des toxines immunisantes.

TIBERTI, GALÉOTTI, PALADINO-BLANDINI ont étudié, à ce point de vue, certaines nucléines extraites des cultures.

GALÉOTTI arriva même à produire chez les lapins une immunité active telle que leur sérum présentait des propriétés préventives et curatives. Mais ces résultats se montrèrent inconstants, et d'autres expérimentateurs essayèrent en vain de les obtenir. Cette difficulté pourrait sans doute s'expliquer du fait de l'existence des « toxines adhérentes », bien étudiées par BOIDIN, qui restent localisées dans la capsule grasse des bactéridies, de telle sorte que l'extrait, retiré des cultures, ne renfermait pas la totalité des produits solubles toxiques dans la bactéridie charbonneuse.

Outre cette immunisation vaccinale, active, durable, mais assez lente à se produire (puisque pour donner son effet elle réclame un délai de 12 à 15 jours), il était intéressant de rechercher l'immunisation passive et immédiate par le sérum d'un animal spontanément réfractaire au charbon, ou du moins immunisé par la vaccination pasteurienne, sérum qui contiendrait tout préparés (et utilisables de suite par un organisme infecté) les anticorps immunisants.

(1) ROUX et CHAMBERLAND, *Sur l'immunité contre le charbon conférée par des substances chimiques* (Ann. de l'Inst. Past., II, 1888, p. 405).

L'usage du sérum des animaux réfractaires au charbon, ou du moins réputés tels, ne donna pas de résultat positif. Behring Ojata, Jasuhara avaient attribué des propriétés immunisantes et curatives au sérum du rat, du chien, du renard, de la poule et des animaux à sang froid; mais Roux, Metchnikoff, Petermann, Enderlen, Roudenko, Enriquez, Sérafini, Terni montrèrent que ces animaux, prétendus réfractaires à l'injection charbonneuse, présentaient, en réalité, non pas une immunité véritable et absolue, mais seulement une résistance un peu plus grande que les autres espèces, dans les conditions de la vie normale. Cette résistance ne manquait pas de faiblir sous l'effet de causes prédisposantes, telles que : pour le rat, l'inoculation d'une culture charbonneuse très virulente; pour la poule, le refroidissement des pattes par immersion prolongée dans l'eau; pour les grenouilles, le réchauffement. A plus forte raison, le sérum de ces animaux ne présentait-il, à aucun degré, le pouvoir immunisant qu'on lui avait attribué à tort. Il est exact, comme l'a montré Behring, que le sérum des rats blancs possède, *in vitro*, une action destructive sur la bactéridie charbonneuse, mais sur les bactéridies seules, car les spores résistent parfaitement. *In vivo*, ce sérum de rat ne peut rendre la souris réfractaire que s'il est mélangé à l'avance à la culture qu'on se propose d'employer, et inoculé avec elle. Si, au contraire, on injecte séparément à une même souris la culture charbonneuse et le sérum de rat, cette souris devient charbonneuse, montrant bien, par là, que le sérum de rat blanc n'a pas, à proprement parler, une valeur immunisante.

L'emploi du sérum des animaux plus ou moins réfractaires au charbon n'ayant donné pratiquement aucun résultat, il était logique de songer à s'adresser au sérum d'animaux rendus artificiellement réfractaires aux inoculations charbonneuses virulentes. C'est ce que firent Marchoux (1) en France

(1) Marchoux, *Sérum anticharbonneux* (Ann. de l'Inst. Pasteur, IX, 1895, p. 785).

et SCLAVO (1) en ITALIE. Ces deux auteurs constatèrent, en 1895, que le sérum des animaux immunisés par la méthode pasteurienne, possédait une action préventive contre les inoculations, et même, dans certaines conditions, un pouvoir curatif contre la maladie déclarée.

MARCHOUX s'adressa d'abord au lapin, mais il trouva que le sérum de cet animal était peu actif; en outre, le rendement était faible, le lapin ne pouvant guère, à la saignée, fournir plus de 70 centimètres cubes de sang. Le mouton est bien préférable; c'est un animal gros et résistant, qui supporte des doses assez considérables de cultures virulentes et des saignées copieuses ; son sérum est donc plus actif et plus abondant. L'âne, à ces deux points de vue, serait encore préférable.

SOBERNHEIM (2) a d'ailleurs reproduit et vérifié ces recherches.

On peut, pour obtenir un sérum thérapeutique, immuniser tous les grands animaux. Le mouton réussit bien, il est assez tolérant pour supporter des injections sous-cutanées de culture virulente, progressivement croissantes jusqu'à 250 ou 300 centimètres cubes.

Son sérum devient très actif et MARCHOUX cite le cas d'un mouton dont le sérum était actif au 1/2000; un centimètre cube mettait sûrement à l'abri un lapin de deux kilos. L'âne est encore plus résistant. On a obtenu de bons résultats, et plus rapides, avec le cheval et le bœuf. Certains expérimentateurs se sont servis de la chèvre ; même, en Roumanie (ainsi que nous l'a appris M. A. CUICA qui, pendant plusieurs années, prépara à la Faculté de Médecine de Bucarest du

(1) SCLAVO, *Sulla preparazione del siero anticarbonchioso* (Revista d'Igiene, 1896). *La Sieroterapia del carbonchio ematico* (*Ibid.*, 1896). *Nuove richerche sperimentali sul potere curativo del siero anticarbonchioso* (*Ibid.*, 1901).

(2) SOBERNHEIM, *Experimenteile Untersuchungen zù Frage der activen und passiven Milzbrandimmunität* (Zeitsch. für Hygiene, XXV, 1897, p. 301). *Untersuchungen uber die Wirksamkeit des Milzhrandserums* (Berl. klin. Woschenschr., 1897, n° 42). *Weitere Mithleillungen uber active und passive Milzbrand immunitat* (*Ibid.*, 1897, n° 13) *Uber ein neues Verfahren der Schutzimpfung gegen Milzbrand* (*Ibid.*, 1902, n° 29).

sérum anticharbonneux), on a continué, pour avoir un sérum plus puissant, de mélanger du sérum de bœuf, de cheval et de mouton immunisés. SAN FELICE s'est servi du chien.

Pour préparer l'animal à qui on veut emprunter du sérum on commence par le vacciner avec les deux vaccins pasteuriens ; on lui fait ensuite des injections sous-cutanées d'une culture virulente atténuée ; on se sert pour cela d'une culture sur gélose qui a été maintenue pendant 11 jours à 41° 5 ou 42°. Cette culture, au moment de l'emploi, est émulsionnée dans du sérum physiologique. Dix à quatorze jours plus tard, nouvelle inoculation avec une culture qui n'a plus été chauffée que pendant dix jours, puis, au bout de 10 jours, une troisième inoculation avec une culture chauffée neuf jours, et ainsi de suite. On injecte de la sorte des cultures de moins en moins atténuées, et on arrive enfin à se servir d'une culture qui n'a subi aucune atténuation. Mais on n'en reste pas là : lorsque l'animal est devenu apte à tolérer, en injection sous-cutanée, une culture virulente, on lui fait avec cette dernière des injections intra-veineuses, à dose d'abord très faible, puis de plus en plus forte. Avant d'être bon pour fournir un sérum thérapeutique, le mouton doit pouvoir supporter, dans les veines, des doses considérables de culture virulente, par exemple, l'injection massive de toutes les colonies qui recouvrent la surface d'une boîte de Roux. Pour le cheval et le bœuf, les quantités doivent être encore beaucoup plus fortes. Il faut attendre vingt jours après la dernière injection pour pouvoir saigner l'animal et recueillir son sérum. C'est assez dire combien longue et délicate est la préparation d'un animal. Avec un opérateur habile et expérimenté, il faut compter six mois, si les circonstances sont favorables, un an ou un an et demi, si des fautes sont commises. Encore faut-il, de temps à autre, renouveler à l'animal ainsi préparé des inoculations de culture virulente, sous peine de voir son sérum perdre à la longue sa valeur préventive et curative. San Felice (1) s'est servi du chien comme porteur de sérum; c'est un animal très résistant, qui tolère bien les inoculations charbonneuses ; il lui en fait une tous les deux jours, pendant quinze à vingt jours, avec une culture atténuée par un chauffage de cinq à sept jours à 45-50°. Son sujet étant ainsi immunisé, il lui fait tous les deux ou trois jours, pendant un mois et demi ou deux mois, des inoculations de cultures virulentes. Trois centimètres cubes et demi de son sérum rendent réfractaire un lapin de 1 kilogramme. A raison de sept centimètres cubes par kilogramme de poids, il empêche la mort chez les lapins qui ont reçu, depuis trente et même quarante heures, des spores charbonneuses.

Le sérum dont on se sert en France, et qui nous a donné à l'hôpital de Saint-Denis des résultats absolument concluants (même dans des cas désespérés), est du sérum de cheval, préparé à l'Institut Pasteur.

Le mode d'action du sérum anticharbonneux n'a pas encore été mis en lumière. Marchoux a démontré qu'il n'est ni antitoxique, ni bactéricide; la bactéridie s'y cultive aussi bien que dans du sérum normal. Il ne semble pas, quoique certains auteurs soient d'un avis contraire, activer la phagocytose, ni exercer sur les parasites une action sensibilisatrice vis-à-vis de l'alexine du sujet infecté? On a soutenu, mais ce n'est là qu'une hypothèse, qu'il empêchait la formation de la capsule qui joue pour la bactéridie un rôle protecteur. Le sérum anticharbonneux jouit de propriétés préventives indiscutables; il confère une immunité artificielle rapide, mais cependant peu durable, ne dépassant guère trois jours. Employé seul, il ne pourrait servir à vacciner d'une façon pratique et suffisante ; mais on peut, après l'avoir injecté, faire des inoculations virulentes qui, sans lui, n'auraient pas été supportées et qui néan-

(1) San Felice, *Untersuchungen uber die Wirksomkeit des Milzbrand-serums des Hundes, als Schutz und Heilmittel* (Centralbl. für Bact., XXXIII, 1902, Originale, p. 61).

moins permettent d'obtenir rapidement une immunité active. C'est là, d'après Sobernheim (1), le procédé de choix. Carini (2) a conseillé, pour obtenir sur du bétail menacé d'épidémie, une immunité active et durable, d'injecter 15 centimètres cubes au mouton et 20 à la vache, puis aussitôt après le vaccin pasteurien fort. On pourrait l'employer à ce titre, chez l'homme, quand une contagion charbonneuse paraît à redouter.

La valeur curative du sérum est incontestable. Marchoux, qui s'est particulièrément occupé de la question, a reconnu que l'on pourrait avec lui conjurer l'infection chez un lapin, à condition que l'inoculation ne remontât pas à plus de vingt-quatre heures. Il observa cependant que, chez les animaux d'expérience, le sérum était inefficace une fois l'œdème apparu, et qu'il ne pouvait que prolonger un peu la survie. Les résultats obtenus en Italie avec le sérum de Sclavo tendraient à montrer que le sérum possède en réalité une action plus puissante, et les constatations faites en Roumanie, et par nous à l'Hôpital de Saint-Denis, viennent assez nettement à l'appui de cette manière de voir. Ivo Brandi, de Bologne; San Felice, Sclavo, Pizzini, Meniez, Alpago, Novello, Battignani, Simonetta, Basta, Grocco, Baroggi, Caso, Francesco-Alba, Alfonso Bormans ont publié des cas nombreux où l'emploi du sérum leur procura d'heureux effets. En Italie, de 1890 à 1900, avant l'usage du sérum, on a constaté 24.052 cas de pustule maligne avec 5.812 décès, soit une mortalité de 24,16 pour cent. Au contraire, depuis 1900, sur le nombre des cas de charbon, 160 furent traités par le sérum de Sclavo et ne donnèrent que 10 décès, soit 6,25 pour cent. Et encore, d'après Pagliani, le sérum, dans ces dix cas mortels, avait été employé très tard, en désespoir de cause, alors que les ma-

(1) Sobernheim, *Uber das Milzbrandserum und seine praktische Anwendung* (Deutsche med. Wochenschr., 1904, p. 948).

(2) Carini, *l'Emploi du sérum anticharbonneux dans la pratique vétérinaire* (Schweiz Arch. fur Thierheilkunde, décembre 1904).

lades étaient déjà agonisants. Sur 130 cas observés en République Argentine et traités par le sérum de Sclavo,la mortalité fut considérée comme nulle par les auteurs qui attribuent les rares décès à des infections secondaires.

Pagliani, en 1903, expose à l'Académie Royale de Médecine de Turin que le sérum de Sclavo, même à doses massives et par la voie intraveineuse, est inoffensif, qu'il est encore efficace dans des cas désespérés, qu'il arrête rapidement la marche des lésions et réduit les dégâts au minimum, enfin qu'il abrège la convalescence. En Roumanie, où le charbon était très fréquent, les cas humains étaient nombreux : la vaccination du bétail a considérablement réduit les épizooties, et l'usage méthodique du sérum a diminué dans une très forte proportion le taux de la mortalité humaine. M. A. Cuica, que nous avons vu à l'Institut Pasteur,nous a donné les résultats de son observation personnelle dans une épidémie de 40 cas; il vit les six premiers malades mourir, n'ayant pu avoir de sérum, et les 34 autres, traités par le sérum, guérir. On accorde au sérum assez de confiance pour faire de lui l'unique traitement du charbon, sans l'aider par aucun traitement local. On peut en injecter des doses considérables, jusqu'à 60 centimètres cubes d'un coup dans les cas graves ; des vétérinaires en ont injecté au cheval jusqu'à cinq et six cents centimètres cubes, et ils recourent à ce traitement, avec espoir de succès, quelle que soit la gravité de l'état général,pourvu que l'animal ait encore une réaction fébrile, c'est-à-dire au seuil même du collapsus. Dans certains cas, ils recourent aux injections intraveineuses et s'en trouvent fort bien.

Nous-mêmes, à l'Hôpital de Saint-Denis, frappés des heureux résultats obtenus dans son service par Monsieur le docteur Villière, nous nous sommes attachés pendant deux ans à recueillir les observations de nos charbonneux, et nous en avons fait l'objet de la thèse de l'un de nous. Il a été traité dans le service de chirurgie, du 1er janvier 1905 au 1er décembre 1911, exactement cent onze cas de charbon avec seulement quatre décès dont un, même, ne devrait pas être retenu, car il s'agit d'un homme mort du charbon intestinal, trois heures après son entrée à l'hôpital, sans avoir reçu aucun traitement spécifique.

Nous avons reconnu que le sérum exerce dans tous les cas une action nettement favorable :

Il fait baisser la température ;

Il favorise la diurèse ;

Il enraye la marche des lésions et réduit au minimum les dégâts anatomiques ;

La durée du séjour à l'hôpital est considérablement réduite (elle oscille en moyenne entre cinq et onze jours) ;

Le traitement sérique ne cause aucun délabrement, au lieu que les exérèses chirurgicales larges, même les simples injections antiseptiques interstitielles, causent des plaies à cicatrisation lente et souvent vicieuse ;

Le sérum ne nous a jamais donné aucun accident d'ordre local ni général, même à très forte dose ; son application n'est pas douloureuse.

Le traitement sérique mérite d'être employé de préférence à tous autres, ou du moins de leur être associé, car s'il peut à la rigueur se passer d'eux, il n'en est pas moins un adjuvant des plus sérieux. Enfin, dans les cas désespérés, c'est la seule ressource sur laquelle on puisse fonder quelque espoir ; jamais il n'est trop tard pour l'essayer, le malade n'a rien à perdre et tout à gagner. Nous avons eu, grâce à lui, deux beaux succès. Dans les observations de Le F... et de V... le sérum leur fut injecté alors que la bactéridie était déjà passée dans le sang et tous deux furent sauvés, malgré leur état nettement désespéré.

Dans d'autres cas, moins sévères, l'action du sérum, pour

être moins impressionnante, fut cependant incontestable. Le 11 novembre 1909, entrent à l'hôpital de SAINT-DENIS deux malades atteints de pustule maligne : l'un, vu son bon état général, est laissé sans sérum, le second, beaucoup plus sérieusement infecté, reçoit du sérum et au bout de deux jours et demi, il est dans un état des plus satisfaisants, tandis que, pendant cette courte période, l'état du premier malade empirait singulièrement, pour ne s'améliorer qu'au bout de trois jours, grâce à un traitement sérique que l'on se hâta d'instituer. De même le 13 mai 1910, entra un charbonneux dont l'état semblait fort peu inquiétant ; on se crut autorisé à ne pas faire de sérum et à se contenter d'une cautérisation au thermocautère ; le 16 mai, les choses avaient si bien empiré que l'on dut, d'urgence, instaurer la sérothérapie, grâce à laquelle, en deux jours, on réussit à juguler l'infection.

Inoculation expérimentale.

Il n'est pas d'animal qui ne puisse, à la suite d'une inoculation expérimentale, prendre le charbon. Nombreux sont les procédés d'inoculation que l'on peut employer, depuis le dépôt de culture charbonneuse dans les culs-de-sac conjonctivaux jusqu'à l'injection intra-veineuse, en passant par l'injection sous-cutanée ou même, mais plus difficilement, l'ingestion de produits virulents ; une bonne précaution, dans ce cas, est de mélanger aux aliments contaminés des brins de paille durs ou des épines destinés à éroder les muqueuses digestives et à créer des portes d'entrée. De même, on a réussi à inoculer le charbon par injection intra-trachéale de produits virulents chez le cobaye et le lapin, par l'injection sous-cutanée d'un peu de sang charbonneux frais ou de culture charbonneuse jeune, ou, plus simplement, par la piqûre de la peau avec un instrument infecté; on obtient, au bout de douze ou quinze heures, un gonflement œdémateux avec ascension thermique de un ou deux degrés. Cependant l'animal conserve encore un bon état général, il remue dans sa cage et continue à manger. A ce moment, et pendant assez longtemps, la lésion est uniquement locale; la sérosité de l'œdème renferme des bâtonnets, mais l'examen du sang de la circulation générale reste absolument négatif. Quelques heures seulement avant la mort, l'état général s'altère, et la bactéridie se diffuse en passant dans le torrent circulatoire; l'animal est alors inquiet, haletant, sa respiration accélérée devient dyspnéique, il remue peu, ne mange plus; sa température, qui avait dépassé la normale d'environ deux degrés, tombe et s'abaisse de plus en plus; l'hypothermie peut atteindre 34°, 32° et même 30, c'est le collapsus et bientôt le coma dans lequel survient la mort. Elle arrive chez le cobaye environ quarante heures après l'inoculation, quelquefois un peu plus tard. Le lapin, plus résistant, survit en général cinquante à soixante heures; il lui arrive même, comme nous l'avons observé, de pouvoir guérir, alors qu'un cobaye, inoculé en même temps avec les mêmes produits, ne peut résister.

A l'autopsie, lorsqu'on examine la lésion locale développée au point d'inoculation, on constate un œdème gélatineux, crépitant sous le doigt, ainsi que nous l'avons vérifié sur la muqueuse du gros intestin chez un malade mort du charbon intestinal; la sérosité rougeâtre qui suinte de cet œdème renferme un nombre considérable de bâtonnets, un peu plus larges que ceux qu'on trouve dans le sang. Cet œdème s'étend souvent fort loin, jusqu'à même recouvrir plus de la moitié de la surface du ventre d'un cobaye. Les ganglions lymphatiques correspondant à la région intéressée sont tuméfiés et durs, empâtés de périadénite, vascularisés et parfois ecchymotiques, bourrés de bactéridies. La rate est grosse, diffluente, friable;

on y trouve des bâtonnets ; le foie, le rein et le poumon sont congestionnés, gonflés de sang noir ; on y trouve également des bactéridies. Le sang est asphyxique, noir, poisseux, le microscope y montre des globules rouges déformés et agglutinés et de l'hyperleucocytose, à côté d'un nombre énorme de bactéridies souvent rassemblées en amas pour former de véritables embolies, et, par ce mécanisme, obstruer les capillaires sanguins qui se rompent en déterminant des hémorragies interstitielles (1)(2). C'est ainsi que les bactéridies peuvent sortir du torrent circulatoire et passer dans les sécrétions (urine, lait), ou même à travers le placenta pour aller infecter le fœtus d'une mère charbonneuse (3) (4). Les muscles et le tissu nerveux renferment peu de bacilles, les cellules épithéliales n'en renferment pas. Le cobaye est particulièrement sensible aux inoculations charbonneuses, au point que c'est lui qu'on choisit dans les laboratoires, comme réactif d'élection de la bactéridie. Le cobaye jeune est beaucoup plus vulnérable que l'animal adulte. L'injection sous-cutanée réussit très bien, mais l'ingestion de cultures donne des résultats beaucoup moins certains. Il est classique d'admettre que la mort survient chez le cobaye de trente-six à quarante heures après l'inoculation ; mais il nous a paru, dans les cas que nous avons observés, que ce laps de temps est presque toujours dépassé et nous avons vu le plus souvent l'animal survivre pendant plus de quarante heures, assez fréquemment jusqu'à quarante-six, quarante-huit et même, dans un cas, jusqu'à cinquante heures.

Le lapin devient aussi très bien charbonneux, mais sa

(1) Chambrelent et Moussoux, *Expériences sur le passage des Bact. charbonneuses dans le lait des animaux atteints de charbon* (C. R. de l'Acad. des Sc., XCVII, 1883, p. 1142.)

(2) Strauss, *le Charbon des animaux et de l'homme*, pp. 133 et suivantes.

(3) Koubassof, *Passage des microbes pathogènes de la mère au fœtus* (C.R. de l'Acad. des Sc., CI, 1885, p. 101).

(4) Marchand, *Ueber einen merkwurdigen Fall von Milzbrand bei einer Schwangeren mit todlicher. Infection des kindes* (Virchow's Arch., CIV, 1887, p. 86).

force de résistance est plus grande que celle du cobaye, la mort n'arrive qu'au bout de cinquante heures et plus, parfois même l'animal guérit, ainsi que nous l'avons observé une fois, alors que le cobaye témoin était mort en quarante-sept heures. Les bovidés sont très sensibles à l'action de la bactéridie charbonneuse, particulièrement par ingestion, qui du reste représente chez eux le mode habituel de la contagion pathologique. Ils sont beaucoup moins vulnérables à l'injection sous-cutanée de produits charbonneux. Quelques heures après la contagion apparaissent des coliques, de la diarrhée sanguinolente; très rapidement la mort survient, subite ou précédée de convulsions. Les jeunes veaux sont un peu plus résistants. Les équidés sont moins sensibles à l'ingestion de produits virulents, mais beaucoup plus à l'inoculation sous-cutanée.

Le mouton français est à peu près aussi sensible que le cobaye; la mort est très rapide avec hématuries fréquentes. On procède le plus souvent en arrosant, avec une culture charbonneuse de deux ou trois jours, du fourrage auquel on a mêlé des épines ou des corps rugueux. Par contre, le mouton d'Algérie, ou mouton barbarin, est doué d'une très grande résistance, confinant presque à l'immunité. Il ne prend jamais le charbon spontanément, et pour réussir à l'infecter expérimentalement, on est obligé de recourir à l'injection intraveineuse d'une dose massive de culture très virulente. Chose digne de remarque, cette quasi-immunité est héréditaire, se transmettant même aux jeunes moutons nés de parents acclimatés en Europe depuis plusieurs générations.

La chèvre est presque aussi sensible que le mouton. Le porc, en général, s'infecte assez difficilement, surtout le porc hongrois; cependant, les jeunes animaux, et principalement ceux qui appartiennent aux races anglaises et américaines, prennent beaucoup mieux la maladie.

Le chat, sauf quand il est tout jeune, est réfractaire. Le renard serait réfractaire, au dire de certains auteurs, mais la chose est discutée.

Le chien, comme tous les carnassiers, est très résistant; cependant le jeune chien peut succomber à une injection intrapleurale et le chien adulte à l'injection intra-veineuse d'une dose suffisamment forte de culture charbonneuse. La contagion peut être grandement facilitée par toutes les causes capables de mettre momentanément l'animal en état d'infériorité comme, par exemple : le refroidissement, le chauffage, l'exercice forcé, une saignée, l'ablation de la rate, ou une maladie intercurrente. A noter que si le chien succombe, la bactéridie qui l'a tué devient très virulente pour la race canine. Le sérum du chien, peu sensible, est très faiblement bactéricide; au, contraire, le sérum du lapin, beaucoup plus sensible, est, lui très bactéricide. Cette constatation est en contradiction avec la théorie humorale de l'immunité. BAIL a montré que l'addition d'une quantité infinitésimale de sérum de lapin rendait le sérum de chien fortement bactéricide.

La souris est réceptive.

Le rat adulte l'est peu; même le rat blanc présente une résistance telle qu'on a cru longtemps qu'il jouissait d'une immunité véritable. Ce n'est là qu'une apparence, ainsi que l'a montré METSCHNIKOFF, et ces animaux, placés dans des conditions de vie défavorables, deviennent parfaitement charbonneux. Leur sérum cependant jouit *in vitro* de propriétés bactéricides assez nettes à l'égard de la bactéridie de DAVAINE, mais non à l'égard des spores. *In vivo*, on a essayé de l'employer pour rendre des animaux réfractaires au charbon. Mais on n'obtient de résultats positifs qu'à la condition de mêler le sérum de rat blanc à la culture virulente, préalablement à l'injection sous-cutanée. Si, au contraire, on injecte en même temps, au même animal, mais en deux endroits distincts, la culture et le sérum de rat, la maladie se déclare avec ses caractères normaux et dans les délais habituels. Le pigeon jeune est assez réceptif, mais le pigeon adulte est beaucoup plus résistant ; il faut, pour le tuer, lui inoculer une culture virulente dans la chambre antérieure de l'œil. Le passage de bactéridies sur le pigeon, hôte réfractaire, a pour résultat de renforcer considérablement sa virulence et de la rendre plus active à l'égard d'animaux peu réceptifs, comme le chien et le pigeon lui-même. La poule est plus résistante encore que le pigeon et elle a joui longtemps d'une réputation de véritable immunité, qui, en fait, est plus apparente que réelle ; en effet, PASTEUR, longtemps affirmatif, fut obligé de modifier son opinion, après avoir réussi à rendre une poule charbonneuse, en la soumettant au refroidissement par immersion prolongée des pattes dans un bain d'eau. Les animaux à sang froid sont doués aussi d'une particulière résistance. Cependant GIBIER a constaté que la grenouille et le crapaud, placés dans des conditions distrophiques, comme le réchauffement par séjour dans l'eau tiède à 35° ou 40°, devenaient aptes à contracter le charbon. Par le même procédé, LODE aurait réussi à infecter des limaces. Les reptiles seraient aussi réfractaires, mais avec les mêmes réserves.

Divers modes de contagion.

La contagion du charbon suppose, d'une part, la présence de la bactéridie charbonneuse ou de ses spores ; d'autre part, l'existence d'une lésion cutanée ou muqueuse permettant à l'agent infectant de pénétrer dans un organisme réceptif. Recherchons d'abord où existent, dans le milieu extérieur, les produits charbonneux, sous quelle forme ils y existent, comment ils s'y conservent, et nous étudierons ensuite par quel mécanisme ils peuvent envahir l'organisme des animaux et de l'homme.

L'agent charbonneux, si nous voulons suivre méthodiquement son cycle vital et pathogénique, existe à l'origine sous forme de bactéridie charbonneuse dans le sang et dans les organes des animaux charbonneux, où elle se présente comme un petit bâtonnet rectiligne, à bouts coupés carrément, long de 5 à 10 μ, sur 1 μ, 1 μ, 5 de large, soit isolé, soit groupé en chaînettes de deux ou trois éléments. La bactéridie est fragile, aisément tuée par la chaleur à 51° pendant quelques minutes, par le manque d'oxygène, par les différents antiseptiques et aussi par la dessiccation. A noter, du reste, que, chez l'être vivant, la bactéridie est à l'origine exclusivement localisée au point d'inoculation, et que c'est seulement dans les dernières heures qui précèdent la mort que se fait la diffusion dans l'organisme entier. A noter également que, dans les tissus vivants, du fait qu'il n'y existe pas d'oxygène à l'état libre, les bactéridies ne peuvent donner de spores. Une fois l'animal mort, le sang et les organes infectés de bactéridies sont mis au contact de l'air atmosphérique ou de l'air contenu dans le sol, si un enfouissement rapide ne leur a pas permis de séjourner à l'air libre ; au contact de l'oxygène, les bactéridies se mettent à sporuler, donnant ainsi naissance à la forme la plus virulente, la plus longuement persistante de l'agent charbonneux. Les animaux morts de charbon doivent donc être enfouis immédiatement, et pour arriver à la destruction complète des bactéridies et des spores, l'enfouissement doit être fait dans de la chaux vive. Ce sont les spores, qui, certainement et de beaucoup, jouent le rôle prépondérant dans la dissémination du charbon, à cause de leur grande résistance qui les laisse pour ainsi dire indéfiniment virulentes et contagieuses, et aussi parce qu'elles produisent l'inoculation de la maladie, d'une manière en quelque sorte plus sournoise, et partant plus sûre. L'équarrisseur se défie du cadavre frais d'un animal charbonneux ; la crainte de la maladie l'engage à la prudence. Au contraire, le crinier, le mégissier, le tanneur, le trieur de laine n'auront pas toujours à l'esprit la menace du charbon, qui souvent existe à l'état latent, mais cependant réel, dans les produits qu'ils sont appelés à manipuler. Cette trompeuse sécurité explique, en partie, toute la peine que les patrons d'usines ont à imposer et à faire respecter des mesures d'hygiène par leurs ouvriers insouciants, et cependant nous avons pu constater, nous-mêmes, que leurs soins et leur vigilance produisent à Saint-Denis des résultats positifs et des plus encourageants. Pour donner une idée de l'extraordinaire résistance des spores charbonneuses aux agents de destruction, il nous suffira de rappeler que les spores résistent plus de dix minutes à une température humide de 95° centigrades, qu'un passage à l'étuve sèche à 123° n'altère en rien leur vitalité, que la dessiccation, la privation d'air, l'action de l'oxygène comprimé et de la majorité des antiseptiques sont sans action appréciable sur elles. Où donc rencontrera-t-on les spores? Nous savons déjà que, pour naître de la bactéridie, les spores exigent la présence d'oxygène, et surtout d'oxygène libre; nous savons aussi qu'il n'y a pas de spores dans les vaisseaux sanguins, qui, malgré l'instabilité de l'oxyhémoglobine, ne renferment pas trace d'oxygène libre.

En conséquence les tissus eux-mêmes du cadavre charbonneux ne contiennent pas de spores dans leur intimité, mais seulement des bactéridies. Toutefois, peu après la mort de l'animal, des exsudats hémorragiques se font par les muqueuses nasales, pharyngienne, par l'anus, par la vulve, mettant ainsi au contact de l'air atmosphérique et de son oxygène des produits riches en bactéridies, qui se trouvent alors immédiatement dans les meilleures conditions pour sporuler, dans un délai de deux à quatre heures. Le dépeçage des animaux, chez l'équarrisseur, donne exactement le même résultat, mais à un plus haut degré. Plus tard enfin, la sporulation est rendue possible par la putréfaction du cadavre, surtout si elle se fait à l'air libre ou même encore si les produits charbonneux ont été enfouis dans le sol qui, toujours, contient de l'oxygène. Mais le cycle de la spore ne s'arrête pas là ; grâce à son extraordinaire résistance, la spore continue à vivre dans le sol, n'attendant qu'une occasion pour propager la maladie, et cette occasion ne se fait pas attendre. Les vers de terre viennent sur le cadavre pour s'en nourrir, ils avalent des spores charbonneuses qui peuvent traverser leur tube digestif sans subir aucune altération; revenus à la surface du sol, ces vers de terre y déposent leurs excréments sous forme de petits cylindres grisâtres, et, avec eux, les spores qu'ils contiennent. Qu'un herbivore vienne paître en cet endroit, il courra grand risque de se contaminer. Ainsi s'explique le danger de certains pâturages qu'en Beauce on appelle « champs maudits ». Et cette théorie n'est pas une simple hypothèse ; elle a été contrôlée par des expériences rigoureuses.

Pasteur constata la présence des spores dans la terre qui recouvrait les fosses où avaient été enfouis, douze ans auparavant, des cadavres charbonneux, alors qu'au contraire il ne réussit pas à en trouver ailleurs. On mit à parquer un lot de moutons au-dessus d'une fosse où avaient été enfouis, plusieurs années auparavant, des cadavres charbonneux. On plaça dans les mêmes conditions un lot de moutons témoins dans un enclos voisin, mais dont le sol n'avait jamais été souillé. Au bout de quelques jours, la plupart des moutons du premier groupe mouraient charbonneux, alors que ceux du second ne présentèrent jamais le moindre trouble.

Bollinger, poussant plus loin les recherches, trouva dans les excréments des vers de terre, et même dans le tube digestif de ceux-ci, des spores restées virulentes.

Les spores ramenées ainsi de la profondeur à la surface du sol souillent les pâturages, et, lorsqu'un herbivore y vient brouter, elles s'inoculent à la faveur d'une de ces érosions muqueuses si fréquentes dans la bouche et le pharynx des animaux domestiques, et cela d'autant plus facilement que l'herbe, plus dure ou mélangée d'épines, éraille davantage les muqueuses. Mais ces spores peuvent être disséminées au loin, dans des régions jusque-là indemnes, lorsque, après la fenaison, le foin mis en bottes les emporte avec lui. Encore faut-il savoir que des spores charbonneuses peuvent être ingérées par un herbivore sans que celui-ci, par exception, contracte la maladie; ces spores sont ensuite, avec les excréments, rejetées et disséminées dans le milieu extérieur. PASTEUR l'a vérifié pour le mouton, KITT pour les bovidés, BROTZU pour le chien; d'après MARCHOUX et SALAMBÉNI, il en serait de même pour les vautours de l'Amérique du Sud. De même les spores peuvent ne pas rester indéfiniment localisées au point exact où elles ont été ramenées au jour; le vent les transporte avec les poussières qu'il soulève, les eaux de pluies les entraînent dans leur ruissellement, et nous savons que les spores charbonneuses vivent fort bien et longtemps dans l'eau, la boue, la vase. Elles peuvent donc, nous venons de le voir, aller disséminer très loin la maladie. Ainsi peuvent s'expliquer des épizooties survenant, à l'improviste, dans des régions où des troupeaux étaient indemnes jusqu'alors, sans qu'on puisse en établir la filiation directe avec un cas survenu dans le voisinage. Voilà pour la contagion des troupeaux de moutons ou de bêtes à cornes, dont le charbon presque toujours a une origine digestive. Mais les animaux ne sont pas seuls à prendre le charbon : l'homme également y est sensible, bien que chez lui la maladie soit, d'habitude, moins grave et même susceptible, dans certains cas, de guérir spontanément.

Comment s'infecte l'homme ?

Le plus souvent il s'agit d'une inoculation au niveau du

tégument externe, nous dirons même plus : au niveau d'une partie découverte de ce tégument externe. De par son genre de nourriture, l'homme est à peu près à l'abri du charbon intestinal ; des cas existent (nous en avons nous-mêmes constaté un), mais il sont très rares. Le plus souvent, l'homme se contamine en manipulant des produits charbonneux. C'est un berger, un équarrisseur qui se blessent en dépouillant, en dépeçant un cadavre charbonneux frais ou en procédant à l'enfouissement. Il n'est même pas nécessaire qu'il y ait blessure, traumatisme : les innombrables érosions cutanées, qui existent inaperçues, sont plus que suffisantes. C'est un cultivateur qui se sert d'une fourche, d'un instrument quelconque ayant été, même longtemps auparavant, en contact avec des produits charbonneux, ayant conservé des spores. Contagieuses également sont les dépouilles des animaux, les issues dont on fait des engrais, les cornes, les crins, les laines, les peaux, les os dont on fait la colle forte. Nous repasserons du reste en revue tous ces faits, lorsque nous nous occuperons du charbon de l'homme. Enfin on a accusé les mouches de transporter après leurs pattes, leurs trompes et leurs ailes, des bactéridies et des spores prélevées sur des cadavres charbonneux. Leur rôle est discuté et, en tous cas, bien restreint.

Recherche bactériologique.

Identification. — Bien que le diagnostic du charbon trouve le plus souvent des éléments suffisamment solides dans l'examen soigné des symptômes cliniques et la recherche des commémoratifs (profession habituelle du malade ou occasions accidentelles de contamination), il est utile parfois, et intéressant toujours, de recourir au contrôle du laboratoire. On peut s'adresser pour cela à l'examen microscopique, à l'inoculation aux animaux sensibles, au sérodiagnostic.

Examen Microscopique. — L'opérateur se propose de rechercher la bactéridie charbonneuse dans la sérosité des vésicules qui entourent l'escarre, dans les tissus situés sous la base de cette escarre, dans le sang, dans les organes : foie, rate, poumon, ganglions. Le plus souvent, la recherche se borne à l'examen de la sérosité des vésicules. Voici, sommairement énumérées, les opérations successives qu'il y a lieu d'effectuer :

1° Au niveau de la lésion, préalablement nettoyée par un savonnage doux au savon et à l'eau stérilisée, ou par un décapage léger à l'éther, on prélève une goutte de sérosité avec la pointe d'un bistouri flambé ;

2° On étale, d'une façon régulière, cette sérosité sur une lame de verre bien propre et flambée ;

3° On fixe, soit par alcool-éther à parties égales (ce qui est le meilleur procédé), soit par la chaleur en faisant agir (mais très doucement pour ne pas déformer les éléments cellulaires) la flamme d'un Bunsen ou d'une lampe à alcool ;

4° On colore la préparation en faisant agir sur elle le bleu de méthylène saturé pendant quelques secondes, ou préférablement, le bleu de méthylène à 1/100 pendant trois à quatre minutes ; on pourrait se servir tout aussi bien de la thionine phéniquée, de la fuchsine phéniquée de Ziehl. On peut aussi employer le Gram, que prend très bien la bactéridie charbonneuse. D'ordinaire, les renseignements ainsi recueillis sont largement suffisants ; cependant, si on croyait pouvoir déceler les spores, on pourrait s'adresser aux procédés spéciaux de coloration des spores et des capsules que nous avons décrits déjà au sujet de la coloration, en général, de la bactéridie charbonneuse.

Si, au lieu de sérosité, on voulait examiner du sang, la technique serait absolument la même. Pour l'examen des organes, on pourrait, soit faire des frottis en prenant la pulpe par raclage au niveau d'une coupe, soit, de préférence, fixer les organes par le formol, puis les inclure dans la paraffine et faire des coupes minces au microtome ; il ne resterait plus alors qu'à les colorer ainsi qu'il a été dit plus haut ;

5° Une fois la préparation colorée, on la lave à l'eau distillée, on la sèche et on l'examine avec l'objectif à immersion à 1/15.

Reste maintenant à interpréter la préparation. Lorsque la mort de l'animal remonte déjà à quelque temps, on peut rencontrer des bactéridies autres que celle du charbon, notamment le vibrion septique. Cependant, il est un caractère, sur l'importance duquel Koch a beaucoup insisté, et qu'il donne comme la signature du bacillus anthracis : il existe des bâtonnets réunis en chaîne, mais légèrement espacés ; entre deux éléments consécutifs se trouve un espace clair donnant l'impression d'une tige de bambou avec ses nœuds renflés. Burri (1), Hartleb, Stutzer (2) ont trouvé dans des poudres de viande un bacille, le bacillus pseudanthracis, semblable à celui du charbon, mais non virulent. De même Mac Farland (3) a rencontré dans le pus d'un abcès un *Bacillus anthracis similis*. Ce sont peut-être des espèces voisines, ou même du bacille charbonneux dépourvu de virulence et devenu simplement saprophyte.

Lorsqu'on ensemence un bouillon avec de la terre ou de l'eau, on obtient souvent des cultures dont les éléments rappellent le charbon ; seul le manque de virulence les en différencie. C'est ainsi que Hueppe et Carturight Wood ont décrit leur « bacillus anthracoïdes », de même Zikes obtint un bacille non virulent, ne donnant qu'un léger voile à la surface du

(1) Burri, *Hygienische Rundschau*, 1894, n° 7.

(2) Hartleb et Stutzer, *Des Vorkormen von bacillus pseudanthracés im Fleischfuttermehl* (Centralbl. fur Bakt. 2te Abth. III, 1897, F. 81).

(3) Mac Farland, *Bacillus anthracis similis* (Centralbl. fur Bakt., XXIV, 1898, p. 556).

bouillon, un peu d'indol et pas du tout d'hydrogène sulfuré.

Inoculation. — On peut aussi, dans les cas où le diagnostic est douteux, et concurremment à l'examen microscopique, recourir à l'inoculation aux animaux de laboratoire. Le plus souvent, on se sert du lapin et surtout du cobaye. On rase la face interne de la cuisse ou la peau du ventre, on nettoie par un savonnage, puis, prélevant au niveau de la lésion suspecte, avec l'asepsie d'usage, une parcelle de sang ou plutôt de sérosité, on inocule l'animal par scarification. On le place dans une cage et il ne reste plus qu'à l'observer. Au bout de quelques heures, le cobaye donne des signes de malaise, il reste tapi dans un coin, s'arrête de manger, sa respiration devient haletante et précipitée : le museau s'échauffe, la température monte et il meurt en 36 heures quelquefois, le plus souvent en 40 à 45 heures. Le lapin est plus résistant ; il se défend beaucoup mieux contre l'injection, à laquelle même il lui arrive de survivre, alors qu'un cobaye témoin meurt dans les délais habituels.

L'autopsie de l'animal d'expérience permet de trouver des bactéridies dans les divers organes : foie, rate, poumon, rein, ganglions ; mais c'est surtout par l'examen du sang qu'on obtient des renseignements précis. Le sang est une culture pure de bactéridie charbonneuse ; si bien qu'il est d'usage courant, dans les laboratoires, de prélever le sang du cœur d'un cobaye mort charbonneux, lorsqu'on veut préparer des cultures de bactéridie. C'est même là, par réciproque, un excellent moyen de contrôle, qui permet d'étudier et d'identifier d'une façon complète, l'agent microbien qui a causé la maladie de l'homme d'abord, puis la mort de l'animal d'expérience.

Cultures. — Les cultures se font, comme nous venons de le dire, au moyen du sang du cœur d'un animal charbonneux, avec lequel on a ensemencé un milieu favorable. On peut cultiver en bouillon, en tube de gélatine par piqûre, et on obtient alors un aspect caractéristique qui, suivant l'expression de G. Roux (1), rappelle celui d'une radicelle de plante, garnie de ses poils radiculaires. On peut cultiver sur pomme de terre, sur sérum, sur gélose et dans le lait. L'essentiel, pour obtenir de bons résultats, est de placer l'échantillon à une température favorable, de 35° à 37°, et de permettre l'arrivée de l'oxygène qui est nécessaire à la vie de la bactéridie charbonneuse, en même temps qu'indispensable pour la sporulation. Nous avons du reste déjà décrit les différents modes de cultures.

Séro-Diagnostic. — L'agglutination au sein des cultures charbonneuses est assez difficile à apprécier, car les éléments sont, déjà de par leur nature et leur morphologie propres, groupés, orientés en chaînettes, lesquelles même parfois sont enchevêtrées les unes dans les autres. On ne peut guère obtenir de résultat qu'en opérant sur les éléments de la culture du premier vaccin pasteurien, car la dissociation est alors plus facile et l'observation plus aisée. Lambott et Maréchal (2), dans ces conditions, ont obtenu une agglutination intense avec le sérum humain, même avec celui de sujets sains, n'ayant pas le charbon et ne l'ayant jamais eu; certains sérums agglutineraient même encore à 1/500. Le sérum des animaux est beaucoup moins agglutinant que celui de l'homme; au delà de 1/50, l'agglutination ne se fait plus avec les sérums du rat, du cobaye, du chien, de la chèvre, du lapin, du bœuf et du cheval. Faut-il voir là une explication du fait que l'homme résiste au charbon infiniment mieux que les animaux? La chose n'est pas certaine, étant donné surtout, comme l'a montré l'expérience, que les sérums d'animaux immunisés n'ont pas un pouvoir agglutinant supérieur à la majorité des sérums ordinaires.

(1) G. Roux, *Traité de Pathologie générale de Bouchard*, 2-11, p. 604.
(2) Lambotte et Maréchal, *Agglutination du bacille charbonneux par le sang humain normal* (Ann. de l'Institut Pasteur, XIII, 1899).

CHAPITRE II

LE CHARBON CHEZ L'HOMME

Historique.

Le charbon est connu depuis la plus haute antiquité ; il est désigné dans les textes sous le nom de *ignis sacer*, le feu sacré qui frappait les hommes et leurs troupeaux. C'est aussi sans doute du charbon qu'il s'agit lorsque Hippocrate, Galien, Celse et Pline l'Ancien, prononcent les mots de « ανθρακες » et de « carbunculi » ; de même, le « feu persique » des anciens médecins. Mais si, à cette époque, on fait mention du charbon, il est par contre bien évident qu'on n'avait aucune idée de sa nature et de son origine ; c'était plutôt un terme générique et vague qui englobait indistinctement les gangrènes et les inflammations banales. Dans les temps modernes, la même obscurité continua de régner et le terme « charbon » resta aussi imprécis, couvrant, de son étiquette, les affections les plus diverses, ayant un point commun : la mortification des tissus vivants.

Une des premières observations de charbon humain est celle que Morand releva en 1765 sur deux bouchers. En 1766, il la communiqua à l'Académie des Sciences et la publia dans ses « Opuscules de Chirurgie » sous ce titre : « Histoire d'une maladie très singulière arrivée à deux bouchers de l'Hôtel Royal des Invalides ». La communication de ce fait rappela alors à Duhamel un cas analogue qu'il avait observé en 1737. Il en fit part, lui aussi, à l'Académie des Sciences et nous en trouvons le récit dans les « Opuscules de Chirurgie » de Morand :

« Un garçon boucher tua, chez un aubergiste, à Pithiviers, en Gâtinais, un bœuf surmené et le coupa par morceaux. Ayant mis son couteau dans sa bouche au cours de son opération, sa langue s'épaissit quelques heures après; il sentit un serrement de poitrine avec difficulté de respirer; son corps se couvrit de pustules noirâtres, et il mourut le quatrième jour d'une gangrène générale. L'aubergiste ayant été piqué au milieu de la paume de la main gauche par un os du même bœuf, au bout de quelques heures, il s'éleva une tumeur livide, à l'endroit piqué ; le bras tomba en sphacèle et l'aubergiste mourut au bout de sept jours. Sa femme reçut du sang de cet animal sur la partie externe de la main qui devint enflammée, fort tendue, et il s'y déclara une tumeur dont elle eut peine à guérir. La servante de l'auberge ayant passé dessous la fressure du bœuf, qu'on venait de suspendre toute chaude, en reçut quelques gouttes de sang sur la joue droite; il lui survint une grande inflammation, avec une enflure considérable, qui se termina par une tumeur noire. Cette fille est guérie, mais elle est restée défigurée. Enfin, monsieur JULIEN, chirurgien de l'Hôtel-Dieu, ayant ouvert une de ces tumeurs, mit sa lancette, apparemment tachée de quelques gouttes de ce pus, entre sa perruque et son front : sa tête devint enflée ; il s'y forma un érysipèle, et il en fut longtemps malade. » En 1769, FOURNIER publia à Dijon un ouvrage sur le « Charbon Malin », dans lequel il laissa soupçonner que peut-être les manifestations charbonneuses diverses pouvaient être des modalités d'une même maladie. Cependant le charbon continuait, en Bourgogne surtout, à décimer les troupeaux sans épargner les hommes, si bien que l'Académie de Dijon, en 1780, mit la question au concours et suscita ainsi deux mémoires : celui de Thomassin : « Dissertation sur le charbon malin en Bourgogne », et celui de ENAUX et CHAUSSIER : « Précis sur la Pustule Maligne. » C'était là un premier pas et il en résulta une description assez précise des symptômes du charbon, de son évolution avec ses deux ordres de troubles successifs locaux d'abord, générauxensuite; même ces deux auteurs donnèrent une ébauche de diagnostic différentiel.

En 1780 également, CHABERT publia son « Traité du Charbon ou Anthrax dans les animaux »; il fit disparaître du cadre du charbon les affections putrides et gangreneuses et fixa le type clinique de la « fièvre charbonneuse ».

Un peu plus tard, le problème entra dans le domaine de l'expérimentation. En 1823, BARTHÉLEMY, professeur à l'Ecole d'Alfort, provoqua le charbon, par inoculation, à un animal sain, du sang d'un animal charbonneux. Il arriva au même résultat en faisant ingérer du sang charbonneux, dont la virulence se trouva de ce fait mise en évidence. LEURET, en 1824, renouvela ces expériences et vérifia leurs résultats. GERLACH, en 1845, affirma l'identité du charbon du bétail, du sang de rate du mouton et de la pustule maligne de l'homme, disant, au surplus, qu'un même virus en était la cause déterminante et que ce virus était transmissible de l'animal à l'homme, et réciproquement. C'était là une hypothèse qui ne tarda pas à être reconnue exacte.

L'Association médicale et vétérinaire d'Eure-et-Loir fit en 1849, avec RAYER, DAVAINE et RAIMBERT, des recherches sur le charbon; le résultat des nombreuses expériences, instituées à cette occasion, démontra que le charbon est transmissible par inoculation de sang et de produits charbonneux, que cette transmission peut s'effectuer, non seulement d'individu à individu, dans une même espèce, mais même entre des espèces différentes. Ce qui, au surplus, revenait à établir que le sang de rate du mouton, la fièvre charbonneuse du cheval, la maladie du sang de la vache et enfin la pustule maligne de l'homme n'étaient que des modalités différentes d'une seule et même affection.

C'était là un sérieux progrès, mais l'étiologie du charbon, les causes déterminantes et occasionnelles de la maladie demeuraient totalement ignorées. DAVAINE, lui-même, au début de ses recherches, considérait la question comme insoluble. Même, en 1869, H. BOULEY, au sujet du « mal de montagne » qui décimait les troupeaux en Auvergne, déclarait que l'état actuel de la science ne permettait pas de trouver une explication satisfaisante, malgré les nombreuses hypothèses qui avaient été émises.

On avait, de tous temps, remarqué, dans les régions infectées, que certains pâturages, les « champs maudits », étaient des foyers permanents de contagion. Il était logique d'attribuer à la maladie une origine tellurique et d'incriminer le sol, en même temps que les influences atmosphériques. RAIMBERT (1) considérait, comme domaine électif du charbon, les régions marécageuses, les bas-fonds encaissés et humides, bien que cependant en Auvergne on eût remarqué comme particulièrement frappés les versants des montagnes, où pourtant l'écoulement des eaux se fait d'une façon parfaite. Et c'était, d'après cet auteur, au moment des chaleurs de l'été qui dessèchent les marécages que la maladie exerçait ses plus grands ravages. Il admettait, en outre, que les années les plus dangereuses étaient celles qui s'étaient fait remarquer par des pluies très abondantes et des chaleurs excessives. Pour lui, sous ces influences, se dégageaient, des matières en putréfaction, des miasmes qui pénétraient dans les organismes vivants par la voie respiratoire, arrivaient dans le sang et, l'attaquant comme un ferment, déterminaient sa putréfaction.

D'autres auteurs proposaient aussi leurs explications : BOURGEOIS (2) accusait la chaleur et les temps orageux de faire

(1) RAIMBERT, *Traité des maladies charbonneuses*, pp. 5, 19, 25.
(2) BOURGEOIS, *Traité de la Pustule maligne*, pp. 151 et 154.

« tourner le sang » ; le surmenage par des marches forcées aurait eu d'après lui la propriété de rendre les bestiaux plus capables de contaminer l'homme. GERLACH, lui, attribuait un très grand rôle à l'affaiblissement des races animales par les croisements, par le séjour dans les étables malsaines, encombrées, sans air, avec une alimentation défectueuse. DELAFOND (1), par contre, avait cru remarquer en Eure-et-Loir que le charbon frappait surtout les animaux robustes et pléthoriques et il attribuait la maladie à l'abus d'une nourriture de trop bonne qualité.

Un peu plus tard, on soupçonna les prairies artificielles, et ce n'est qu'en 1865 que Is. PIERRE (2) mit hors de cause les légumineuses des pâturages artificiels.

BOURGEOIS (3) soutint à son tour la théorie de DELAFOND et accusa la trop grande valeur nutritive du blé, dans les régions où l'on parque les moutons sur les chaumes après la moisson : c'était là une explication inexacte d'un fait cependant réel et dont PASTEUR, plus tard trouva la clef : les barbes du blé et les fragments de paille éraillent les muqueuses buccale et pharyngienne, ouvrant ainsi une porte à l'inoculation des spores charbonneuses qui existent à la surface du sol.

Mais si RAIMBERT parlait d'un virus charbonneux, ce n'était là qu'un terme vague et imprécis, et lui-même déclarait que l'état de la science ne permettait pas alors d'en connaître plus long. Il croyait à un virus parce qu'il avait observé la contagiosité du sang charbonneux ; mais l'origine, la nature de ce virus lui étaient inconnues. Une autre considération effaçait, au surplus, l'individualité du charbon : c'est le fait qu'on lui attribuait une nature putride, qu'on le croyait capable de prendre naissance des matières organiques en putréfaction. Chose plus grave encore, on le croyait capable de

(1) DELAFOND, *Traité sur la maladie du sang des bêtes à laine*, 1843.
(2) Is. PIERRE, *Etude sur le sang de rate des animaux*, 1865.
(3) BOURGEOIS, *Traité de la Pustule Maligne*, p. 150.

se développer spontanément dans un organisme sain, sous l'influence de causes banales, telles que la fatigue, le surmenage, des conditions hygiéniques défectueuses, une nourriture insuffisante et de mauvaise qualité, ou au contraire trop abondante et trop riche.

Du reste, à l'époque, on admettait d'une façon générale la génération spontanée des virus pour toutes les maladies contagieuses de l'homme. La génération spontanée, qu'on refusait aux êtres vivants de grande taille, était généreusement accordée aux êtres microscopiques.

C'est en 1850 que la question entra dans une voie féconde et que des connaissances décisives furent nettement acquises avec les recherches de Rayer et de Davaine, que nous avons cités déjà au début de notre étude sur les caractères de la bactéridie charbonneuse. Depuis lors, les travaux se succédèrent : à l'heure actuelle le charbon est une des maladies les mieux connues, et nous pouvons le dire sans arrière-pensée, une de celles dont la thérapeutique comporte le plus de moyens d'action, une de celles que nous pouvons diagnostiquer avec le plus de facilité et combattre avec le plus de succès.

Anatomie pathologique

Les lésions anatomiques locales diffèrent un peu suivant la forme clinique considérée.

Dans la pustule maligne, cas le plus répandu, la bactéridie ou la spore déposée au niveau d'une excoriation cutanée y provoque une vésiculation ; elle continue à se reproduire et à pulluler « in situ », gagnant en outre les tissus avoisinants ; elle pénètre en profondeur dans les différentes couches de l'épiderme, puis du derme. A un degré plus avancé, les tissus sont mortifiés, sphacélés, enfin les bactéridies passent dans le courant lymphatique et sanguin. C'est ainsi que dans une pustule typique, on trouve à la périphérie un bourrelet œdémateux, avec des tissus rouges, infiltrés de sérosité; puis, en se rapprochant du centre, des vésicules d'aspect phlycténulaire, donnant l'impression d'une couronne grenue, mûriforme, remplie d'une sérosité citrine ou roussâtre, où l'on rencontre parfois des bactéridies en nombre variable, mais le plus souvent très restreint ; il arrive même que l'on n'en trouve aucune ; cependant, lorsqu'elles existent, elles sont très longues. Enfin, au centre, on remarque une escarre dure, sèche, noirâtre, indolore, semblable à un morceau de charbon, constituée par le corps papillaire et la partie supérieure du derme mortifiée, recouverte souvent d'un exsudat concrété où se trouvent englués quelques pyogènes banaux, venus, mais secondairement, infecter la pustule et ayant même pu détruire les bactéridies qu'on ne trouve presque jamais dans l'escarre. Cette escarre à son tour repose sur un matelas épais de cellules embryonnaires, témoins d'une phagocytose active, qui tend à enrayer, dans la profondeur, les progrès de l'infection charbonneuse ; c'est dans cette zone sous-jacente à l'escarre que l'on rencontre avec la plus grande abondance les bactéridies les plus longues et les plus vivaces.

Les ganglions correspondant à la région intéressée sont tuméfiés, durs, empâtés de périadénite. Leur coupe montre un tissu rougeâtre, parfois des hémorragies interstitielles et de nombreuses bactéridies, lorsque l'agent microbien, triomphant des défenses de l'organisme, est entré dans sa phase de généralisation. Les organes, dans ce cas, en renferment aussi. La rate est grosse, farcie de bactéridies ; le foie et le rein en renferment également, à la faveur d'hémorragies capillaires qui leur ont permis de sortir des vaisseaux pour s'épancher dans les parenchymes voisins. On observe parfois des taches ecchymotiques sur les muqueuses gastrique et intestinale. Le sang est noir, épais, poisseux, rempli de bactéridies. Exceptionnellement on peut trouver des bactéridies, sorties des vaisseaux rompus, dans l'urine et le lait, et même chez le fœtus d'une mère charbonneuse.

L'œdème malin est caractérisé anatomiquement par le développement considérable de l'œdème et l'absence de pustule au point d'inoculation. La peau est infiltrée, œdématiée, le tissu cellulaire est rempli de sérosité où pullulent les bactéridies. Cet œdème, énorme, se développe de préférence dans les régions où le tégument est mince et fin, avec un tissu cellulaire lâche. Il prend électivement la région palpébrale, mais pas d'une façon exclusive ; on l'a rencontré aussi sur les parties supérieures et latérales du thorax et sur les membres supérieurs, dans la région pectorale et mammaire. Il semble qu'en ces points le tégument externe, plus mince, se défende mal et que la bactéridie puisse d'emblée envahir le tissu cellulaire, sans avoir été retardée par la défense du derme, dont la réaction, dans les autres cas, se traduit par une pustule. Les lésions à distance dans l'œdème malin sont du reste les mêmes que dans la pustule maligne.

Dans le charbon pulmonaire, on trouve à la coupe du poumon des noyaux indurés, rappelant ceux de la broncho-pneumonie, bourrés de bactéridies charbonneuses. Il existe des élevures rouge foncé sur la muqueuse trachéale et bronchique, un exsudat pleural citrin ou parfois hémorragique, de l'œdème gélatineux du médiastin, avec adénopathies énormes des ganglions correspondants. Les organes splanchniques sont intéressés comme dans le charbon externe.

Dans le charbon intestinal, le point d'entrée de la bactéridie est au niveau de la muqueuse digestive ; c'est, chez les herbivores, la voie habituelle d'inoculation. Chez l'homme, la chose est infiniment rare : lorsqu'elle se produit, il s'agit le plus souvent d'une érosion de la muqueuse pharyngienne ou œsophagienne ; cependant la force de résistance des spores leur permet de supporter, sans dommage, l'action antiseptique du suc gastrique et de se fixer sur la muqueuse de l'estomac ; elles peuvent même aller beaucoup plus loin. Dans un cas de charbon intestinal, qu'il nous a été donné d'observer à

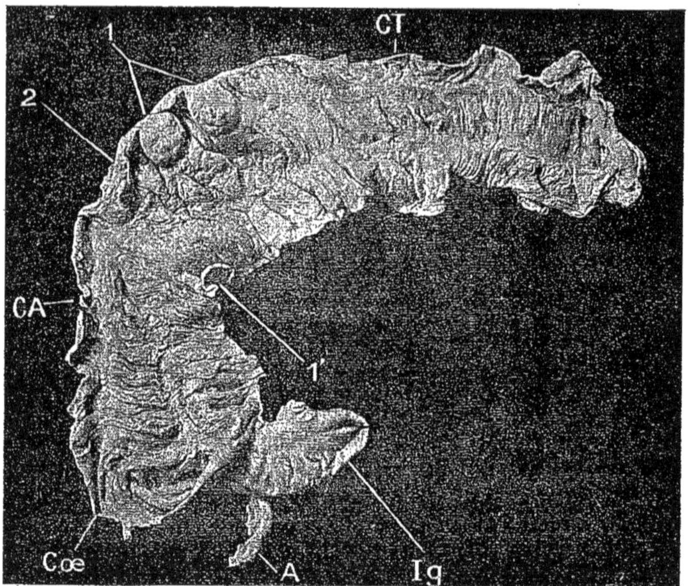

Fig. 4. — Charbon intestinal. Pièce anatomique conservée au laboratoire de St-Denis. CT, côlon transverse ; CA, côlon ascendant ; Cæ, cæcum ; A, appendice ; Ig, intestin grêle ; 1, 1', œdème charbonneux ; 2, paroi intestinale épaissie.

l'hôpital de Saint-Denis, le malade, mort deux heures après son entrée dans le service de chirurgie, fut autopsié le lendemain. Nous avons trouvé sur le côlon ascendant, à quelques centimètres au-dessus du cœcum, un boudin intestinal dur, gonflé et crépitant sous le doigt. A l'ouverture de ce segment d'intestin, nous avons vu une muqueuse congestionnée, rougeâtre, d'aspect hémorragique, dont les villosités, énormément augmentées de volume, étaient le siège d'un œdème gélatineux, crépitant, et oblitéraient presque complètement la lumière du tube digestif, qui n'était plus représentée que par un étroit canal à parois tomenteuses et irrégulières. Cette lumière était obturée du reste presque hermétiquement par des matières fécales jaunâtres, concrétées et dures qui, pendant un instant, nous donnèrent l'illusion de calculs intestinaux. La sérosité, issue de l'œdème de la muqueuse intestinale, renfermait des quantités énormes de bactéridies. Les ganglions mésentériques étaient rouges, gonflés, leur coupe marbrée d'arborisations hémorragiques ; la rate était grosse et bourrée de bactéridies : le foie et le rein en contenaient aussi. Le sang, noir et visqueux, renfermait une véritable purée de bactéridies.

Il faut signaler, pour terminer, que la gravité de la maladie ne paraît pas être en rapport uniquement avec le nombre plus ou moins grand de bactéridies que l'on peut déceler au niveau de la lésion locale. Il faut attribuer sans doute, au point de vue de l'évolution, un rôle beaucoup plus considérable à la virulence des bactéridies qu'à leur nombre même et il faut aussi faire une très large part à la puissance défensive plus ou moins grande de l'organisme attaqué. Nous avons vu, à l'hôpital de Saint-Denis, des charbons très bénins, où la bactéridie pullulait dans la lésion locale ; nous en avons vu d'autres, par contre, beaucoup plus sévères, où la sérosité et le sang, au niveau de la pustule, renfermaient très peu de bactéridies ou même pas du tout.

Etiologie.

Le charbon est une maladie microbienne, contagieuse, transmissible. Normalement, la contagion se fait de l'animal herbivore à l'homme. Encore est-il que cette contagion suppose nécessairement la mise en présence de l'organisme humain et de l'agent charbonneux, bactéridie ou spore, qui, nous le savons, existe sur les animaux, sur leur cadavre frais ou sur leurs dépouilles, et dont la virulence demeure presque indéfinie. Donc, sont particulièrement exposés les individus qui, accidentellement ou d'une manière habituelle, se trouvent en contact avec les animaux ou avec des matières infectées : le charbon humain est presque toujours d'origine professionnelle.

Le charbon pulmonaire, extrêmement rare, peut être logiquement rattaché à l'inhalation de poussières contenant en suspension des bactéridies ou des spores. Peut-être aussi, de même que le fait existe pour la tuberculose, la localisation pulmonaire n'est-elle que secondaire ; la contamination se faisant par déglutition, au niveau de la muqueuse digestive, et l'agent pathogène allant de là se fixer en un point de l'arbre respiratoire. En tout cas, il est certain et bien connu que, dans les industries où l'on manipule des produits humides dont le travail ne soulève aucune poussière, le charbon pulmonaire est excessivement rare ; il est au contraire plus fréquent chez les individus qui opèrent sur des matériaux secs, tels que le crin, la laine, et l'expérience a consacré ce fait en donnant au charbon pulmonaire le nom de « maladie des trieurs de laine ».

Le charbon intestinal constitue aussi une rareté ; deux causes sont susceptibles de le déterminer : l'ingestion de viandes charbonneuses, la déglutition de poussières virulentes. La première n'est pas aussi fréquemment nocive qu'on serait tenté de le croire ; la cuisson des aliments diminue le danger dans une bonne mesure. D'autre part, même autrefois, où l'inspection des viandes n'existait pas, bien des gens ont mangé de la viande charbonneuse sans en être incommodés.

Si nous reprenons la très intéressante observation de Duhamel, nous voyons qu'en 1737, à Pithiviers, on tue un bœuf charbonneux chez un aubergiste ; le boucher et l'aubergiste meurent de charbon externe, la femme de l'aubergiste et sa servante furent toutes les deux malades de charbon externe ; contre ces quatre cas nous ne relevons, d'après DUHAMEL, absolument rien d'anormal ; pas la plus légère indisposition parmi les très nombreuses personnes qui consommèrent la viande de l'animal. MORAND nous apprend qu'en 1765, deux bouchers de l'Hôtel royal des Invalides meurent de charbon externe, alors qu'aucun des pensionnaires de l'établissement ne fut malade, après avoir mangé de la viande charbonneuse. THOMASSIN relate également que, dans un village de Franche-Comté, un boucher et son frère sont atteints de pustule maligne après avoir manipulé une viande dont l'ingestion ne fit aucun mal à leurs nombreux clients. Mais il ne faut pas conclure de là que les viandes charbonneuses soient inoffensives : notre pensée est très différente ; du reste ENAUX et CHAUSSIER ont cité des cas où les consommateurs de viandes charbonneuses ne s'en tirèrent pas à si bon compte. Il faut seulement retenir que la contagion doit être à redouter, qu'elle peut et qu'elle risque même beaucoup de se produire, mais cependant elle n'arrive pas fatalement.

Il n'est pas nécessaire, pour contracter le charbon intestinal, d'ingérer des viandes charbonneuses. Les spores contenues dans les dépouilles d'animaux morts, même depuis très longtemps, peuvent être soulevées avec des poussières qui, respirées par l'homme, peuvent inoculer celui-ci. L'inoculation peut tout aussi bien se produire, par ingestion, lors des repas, de spores qui souillaient les doigts. C'est l'hypothèse à laquelle nous nous sommes arrêtés pour expliquer la production du cas de charbon intestinal que nous avons observé à Saint-Denis. Il s'agissait d'un charretier, dont les mains fort sales recélaient sans doute des spores charbonneuses, et qui vraisemblablement se sera infecté à l'occasion d'un repas qu'aucun soin de propreté n'avait précédé. De même, la constatation du charbon intestinal presque exclusivement chez les ouvriers qui travaillent des matières animales sèches, — au milieu de poussières abondantes, tels que les criniers, les brossiers, — semble bien venir aussi à l'appui de cette manière de voir.

Si les cas de charbon interne, pulmonaire ou intestinal ne sont pas plus fréquents, — malgré la multiplicité des occasions de contage, la persistance et la vitalité des spores charbonneuses, — c'est que l'organisme humain ne se comporte pas avec la neutralité indifférente d'un bouillon de culture, c'est qu'il a des moyens de défense. D'abord les muqueuses, beaucoup mieux abritées que le tégument externe, présentent beaucoup plus rarement la petite érosion, la minime éraillure qui servira de porte d'entrée. En outre, il existe des agents physiologiques ou chimiques de protection : il faut entendre par là le rôle de certains épithéliums vibratils, du mucus sécrété par les glandes, de l'action antiseptique du suc gastrique et de la bile.

Il semble bien que l'intégrité des muqueuses soit un facteur très important de résistance. Dans presque tous les cas de charbon intestinal, chez l'homme comme chez les animaux, on a pu relever des ulcérations dans la bouche et le pharynx, avec tuméfaction des muqueuses et engorgement des ganglions correspondants. En outre la bouche est, de tous les segments du tube digestif, le plus exposé aux lésions mécaniques et à l'action des microbes banaux qui, comme on sait, y pullulent. La muqueuse des fosses nasales, de la trachée et des premières bronches est beaucoup moins vulnérable ; elle est moins exposée à des actions traumatisantes, et, d'autre part, elle est revêtue d'un épithélium dont les cils vibratils, toujours en mouvement, arrêtent les poussières et facilitent leurs enrobement et leur agglutination par le mucus que secrètent les glandes. Certains auteurs, tels que Wagner, de Leipzig, admettent en faveur du bacille charbonneux la possibilité de traverser une muqueuse intacte. Au contraire, pour FLUGGE et WYSSOKOWICZ, le bacille, gêné par sa grosseur et son immobilité, ne pourrait passer qu'à la faveur d'une fissure, d'une effraction. Cette théorie trouve sa preuve dans les expériences de PASTEUR. Il faisait manger à des moutons de la luzerne arrosée de cultures charbonneuses renfermant des spores. Certains moutons ne présentaient aucun signe de maladie ; d'autres, après une indisposition plus ou moins grave, guérissaient ; les derniers, en petit nombre, mouraient du charbon. L'examen des excréments des survivants montrait la présence des spores intactes et restées virulentes. Reprenant son expérience, après avoir mêlé à la luzerne des brins de paille durs, du gravier et des épines, capables d'éroder les muqueuses, PASTEUR observa une proportion de morts infiniment considérable. Le fait se trouve également réalisé d'une façon spontanée, dans la mise des moutons au « glanage ». On avait de tous temps remarqué la fréquence et la gravité des épidémies charbonneuses parmi les troupeaux mis à paître dans les chaumes après la moisson.

Cependant on sait que les microbes banaux, qui forment la flore habituelle et très riche de l'intestin, traversent normalement la muqueuse intestinale pour aller, notamment aux heures de la digestion, envahir les chylifères, le canal thoracique et la circulation sanguine. Est-on réellement bien fondé à refuser aux agents charbonneux ce que l'on est obligé d'accorder aux microbes intestinaux, c'est-à-dire la faculté de passer au travers d'une muqueuse intestinale intacte et saine ?

Les muqueuses sont encore protégées par le mucus que secrètent leurs glandes. Ce mucus enrobe, isole les corps étrangers plus ou moins souillés de produits charbonneux qui viennent s'y engluer, et, après les avoir ainsi immobilisés, il favorise leur rejet à l'extérieur.

Enfin il faut considérer le rôle antiseptique de certains

liquides organiques, sécrétés par les muqueuses, sans toutefois lui attribuer une valeur absolue, qu'en réalité il ne mérite pas. La salive renferme, notamment chez les fumeurs, une petite quantité de sulfo-cyanure de potassium dont le pouvoir microbicide *in vitro* est assez élevé. Dans un autre ordre d'idées, certains auteurs ont cru voir que, chez les fumeurs, où ce sulfo-cyanure se trouve dans la salive en plus forte proportion, l'éclosion de la méningite cérébro-spinale serait plus rare.

Mais on a surtout insisté et discuté sur l'action que peut exercer le suc gastrique sur les bactéridies et les spores charbonneuses introduites dans l'estomac. Stauss, Wurtz, Hamburger ont établi, par un certain nombre d'expériences, son rôle antiseptique ; très net, *in vitro*, il paraît, à vrai dire, bien faible *in vivo*, à cause de la dilution très rapide de l'acide chlorhydrique. Il est certain cependant que bon nombre de lésions microbiennes du tube digestif laissent l'estomac intact, telles la tuberculose et la fièvre typhoïde. Le fait de neutraliser par des alcalins, et surtout d'alcaliniser le milieu stomacal, favorise grandement le rôle pathogène des microbes déglutis, du bacille du choléra, par exemple. Il faut un contact de deux à six heures pour détruire le bacille du choléra et le bacille d'Eberth, une journée entière pour le bacille de Koch et bien plus encore certainement pour agir sur les spores charbonneuses dont la résistance est sensiblement plus grande; les bactéridies, il est vrai, doivent être beaucoup plus facilement attaquées par le suc gastrique. Or, les trois heures environ que dure la digestion stomacale sont loin de permettre à l'acide chlorhydrique d'agir assez longtemps, et lorsque le chyme acide arrive dans les premières portions de l'intestin grêle, il est rapidement neutralisé, puis alcalinisé par le suc intestinal et le suc pancréatique auxquels vient se joindre la bile ; et voilà la plus grande partie des spores charbonneuses soustraites à l'action de l'acide chlorhydrique, qui n'aura pas eu le temps de leur faire grand mal. Tout au plus les formes bactéridiennes auront-elles été détruites, ce qui expliquerait l'efficacité relative de la digestion stomacale à l'égard des viandes charbonneuses, ne renfermant guère que des bacilles. COLIN allait plus loin et croyait à une stérilisation absolue; il semble que son opinion mérite de très larges réserves.

Cependant, même dans le milieu alcalin que constitue l'intestin, les agents microbiens sont soumis à une nouvelle action antiseptique : celle de la bile. La bile est assez fortement antiseptique *in vitro;* on sait de même combien grande est la pullulation des germes intestinaux, lorsqu'une cause quelconque vient arrêter le flux biliaire, par exemple dans les ictères par rétention. Mais ce pouvoir de la bile n'est pas absolu, loin de là: la preuve en est dans la longue persistance du bacille d'Eberth dans la vésicule biliaire des anciens typhiques où il trouve pour ainsi dire son dernier retranchement, et il est bien admissible que la spore charbonneuse partage avec lui le privilège de résister aux actions de la bile. Cette spore, en outre, est trop bien défendue pour se laisser attaquer par la concurrence vitale des microbes intestinaux. Nous trouvons une preuve de sa force de résistance dans l'observation de notre cas de charbon intestinal : l'agent, cause du contage, avait pu subir sans dommage l'action du suc gastrique et de la bile pour venir se fixer au niveau du cæcum où siégeait la lésion. Et à un degré de plus, on a pu trouver des spores virulentes dans les excréments des herbivores, dans ceux du chien, même dans ceux des vautours de l'Amérique du Sud.

Il semble donc qu'on puisse admettre, dans une certaine mesure, l'efficacité des sucs antiseptiques de l'intestin à l'égard des formes bactéridiennes du charbon, mais qu'on doive, sinon la nier absolument, du moins la restreindre à bien peu de chose, lorsqu'il s'agit de formes sporulées.

Le charbon externe est infiniment plus fréquent que le charbon interne, à cause de la multiplicité des occasions de contage et aussi parce que le tégument externe, beaucoup moins bien protégé, soumis à de nombreuses actions traumatisantes, se trouve sensiblement plus exposé. Longtemps on a cru à la naissance spontanée des affections charbonneuses et, en effet, le plus souvent, le contagion est sournoise, inaperçue; elle n'est pas précédée d'un accident, d'un traumatisme avec lequel on puisse *à priori* affirmer des rapports de filiation. Bien plus même, le début de la maladie est insidieux, aucun signe ne décèle la présence de la bactéridie charbonneuse et les premières heures de son évolution dans l'organisme.

Enaux et Chaussier, à la fin du dix-huitième siècle, croyaient que le virus charbonneux, déposé à la surface du revêtement cutané, pouvait y séjourner longtemps et peu à peu se faire passage à travers les différents plans.

Bourgeois accordait aux plaies et aux petites érosions le pouvoir de faciliter l'introduction du virus, mais soutenait que leur rôle n'était nullement nécessaire et que la contagion se faisait seulement un peu moins vite à travers une peau intacte, car, disait-il, dans nombre de cas, l'examen le plus minutieux ne permettrait pas de relever la moindre porte d'entrée. Rimbert objectait que, le nombre de cas de charbon étant infiniment rare en rapport du nombre de sujets exposés d'une façon nette à la contagion, il fallait admettre une raison prédisposante, de nature à faciliter la pénétration du virus, et cette raison il la voyait dans l'existence d'une plaie ou même d'une simple fissure épidermique. En réalité sur la peau humaine, surtout au niveau des mains et chez le sujet qui travaille, il existe en permanence une foule de petites éraillures, de petites érosions que leur porteur lui-même ne soupçonne pas. A plus forte raison une plaie de quelque importance est-elle toute désignée comme point d'implantation des produits charbonneux ; mais la présence d'une plaie n'est pas une raison suffisante. Il s'en faut de beaucoup que tous les individus, atteints d'une plaie, la souillent au contact de matières charbonneuses et prennent nécessairement le charbon. Les mégissiers ont très fréquemment aux mains des plaies et des crevasses, et cependant la pustule maligne de la main est assez rare, peut-être en raison de l'épaisseur de la peau palmaire. C'est qu'en effet toute plaie suppose une réaction locale de défense de la part de l'organisme. La congestion inflammatoire des tissus, la diapédèse active qui se produisent offrent à la bactéridie un terrain déjà préparé à se défendre et recouvert le plus souvent d'une croûte protectrice. Nous savons d'autre part que toute plaie est en général plus ou moins infectée par les pyogènes banaux ; or, justement, ceux-ci s'opposent au développement de la bactéridie charbonneuse : il existe un véritable antagonisme microbien. C'est du reste un fait bien connu, en clinique, que la bactéridie ne coexiste jamais avec les pyogènes. Il a été affirmé par le Docteur Le Roy des Barres (et nous en avons nous-mêmes très souvent vérifié la rigoureuse exactitude) que toute lésion suppurante doit être considérée comme non charbonneuse, et que dans une pustule charbonneuse, il n'y a jamais de pus : le microscope et l'inoculation aux animaux de laboratoire sont là pour le démontrer. Il est un cas cependant, et un seul, où une plaie peut faciliter l'infection d'une façon évidente : c'est quand la production de cette plaie coïncide avec le dépôt, à sa surface, de la bactéridie ou de la spore, comme dans l'inoculation expérimentale, par piqûre avec un objet ou instrument septique, ou par imbibition d'une plaie récente et fraîche avec une culture ou des produits charbonneux. L'inoculation se fait en même temps que la plaie, ou du moins peu de temps après.

Réduit à ces proportions, le rôle du traumatisme, de l'érosion épidermique, est acceptable parce que correspondant à la réalité. La lecture des statistiques montre en effet que les accidents locaux du charbon (pustule maligne et œdème malin) siègent électivement sur les parties découvertes du corps que ne protège aucun vêtement, et ce, pour environ 84 o/o des cas, d'après VIRCHOW. Les points les plus fréquemment intéressés sont la face, le cou, l'avant-bras, le dos de la main. W. KOCH a rassemblé 1077 cas de charbon et il a noté 601 cas sur la face, 370 aux membres supérieurs, 45 au cou et à la nuque ; les autres, peu nombreux, sur le tronc et les jambes. Sur les 241 cas observés à l'hôpital de Saint-Denis, de 1875 à 1912, la répartition est la suivante :

Région		1875 1890	1890 1893	1893 1894	1895 1897	1897	1898	1899	1900	1901	1902	1903	1904	1905	1906	1907	1908	1909	1910	1911	1912	
		CAS																				
Tête	Région mastoïdienne	1													1			1				3
	Tempe ou front	1	2		1	2				1	3	1	1	1	2	2	1		1	1		20
	Paupière	7	2	1	1	1	1				1				1	1	1			1		18
	Région malaire	6	3	1		1		2		4						1	1		1			20
	Nez	1											1					1		1		4
	Sillon naso-latéral	2																				2
	Joue	3	1			1	1	2	1				2	8	6	7	5	2	5	7		51
	Menton	2	2	2	1							1	1	1	2	2	1	1	1			17
Cou	Partie antérieure	14			1	1									2	2	3	1	3	2		29
	Partie postérieure	2	1		1					1				2	3	3	2	1		1		17
Tronc	Région sous-claviculaire	1		2																		3
	Verge	1																				1
Membres supérieurs	Bras	2				1				2				2	4							11
	Avant-bras	4					1	1		1	2	1	5	4	3	3	6		3	5		39
	Main	1						1														2
Membres inférieurs	Cuisse	1																				1
	Jambe	1					1			1												3
						7	4	6	1	10	6	3	10	18	24	21	20	7	14	18		241
		72 cas. 62 guérisons. 10 décès: 14 °/°				47 cas. 42 guérisons. 5 décès: 10 0/0.								83 cas. 80 guérisons. 3 décès: 3.6 °/°				39 cas. 39 guér. Charbon intestinal méconnu.				

On a remarqué en outre, dans les cas d'origine professionnelle, que, parmi les parties découvertes, les plus atteintes étaient celles qui étaient soumises le plus souvent à des causes traumatiques : la nuque et le cou chez les débardeurs aux halles ; la main et l'avant-bras chez les mégissiers et les sabreurs ; chez les trieurs de laine, c'est surtout la face, car l'avant-bras est protégé par de longues manches serrées au poignet.

La contagion de la maladie peut se faire, pour l'homme, en manipulant, soit des produits charbonneux frais, soit des dépouilles d'animaux abattus depuis longtemps et conservés pendant des temps plus ou moins considérables.

Les produits frais, les cadavres récents d'animaux charbonneux sont particulièrement dangereux pour les bergers : NÉLATON (1) cite le cas d'un berger qui eut une pustule du dos pour avoir porté sur ses épaules un mouton charbonneux récemment tué : le sang de la bête avait largement imprégné les vêtements du malade. De même ont été infectés des vétérinaires qui avaient, dans un but thérapeutique, introduit la main dans la gorge ou le rectum d'animaux charbonneux.

Enfin les équarrisseurs, les bouchers sont assez fortement exposés ; témoin l'observation de DUHAMEL, en 1737, qui vit contaminer, par un bœuf, un boucher, un aubergiste, la femme et la servante de ce dernier ; l'observation de MORAND concernant deux bouchers de l'Hôtel des Invalides ; l'observation de THOMASSIN concernant un boucher de la Franche-Comté et son frère contaminés par un bœuf qu'ils venaient d'abattre. On a signalé aussi des cas de pustule maligne chez les porteurs aux halles, employés au pavillon de la boucherie, à la suite du transport de viandes charbonneuses.

Mais les dépouilles conservées des bêtes charbonneuses jouent, dans la dissémination de la maladie, un rôle autrement considérable : d'abord, parce qu'elles sont l'objet de

(1) NÉLATON, *Pathologie chirurgicale*, 1844.

manipulations très nombreuses, multipliant les occasions de contage, et qu'en outre, au lieu de formes bactériennes relativement fragiles comme dans les produits frais, elles renferment surtout des spores extrêmement résistantes.

On a, à ce sujet, cité des cas nombreux dont quelques-uns ont été attribués à des peaux qui avaient subi des traitements tels que l'existence des spores ne pouvait plus être admise.

Plusieurs auteurs, et parmi eux CAVAILLÉ (1), ont été jusqu'à admettre la contamination par les peaux tannées. Il suffit, croyons-nous, que des spores existent dans des lots en travail dans l'établissement et soient, par un processus indéterminé, transportées sur les personnes atteintes.

Nous pouvons citer un cas survenu à Saint-Denis sur un employé aux écritures qui ne maniait jamais de peaux.

On a été jusqu'à prétendre qu'un ouvrier avait été atteint du charbon en manipulant du vieux crin, dont étaient rembourrés des coussins de chemin de fer, alors que chacun sait que le crin, pour avoir l'aspect sous lequel il est vendu, doit passer une heure dans la vapeur à 110°.

On a prétendu aussi que la colle-forte contenait parfois des germes de charbon : prétention à écarter, du fait que la colle est préparée à 100° pendant des heures et aussi parce que, depuis 60 ans, une des plus importantes fabriques de colle, installée à Saint-Denis, n'a jamais constaté un seul cas de charbon.

Certes, le charbon est éminemment transmissible, mais il ne faudrait pas tomber dans l'exagération de certains auteurs qui n'hésitent pas à rapporter des faits qui tiennent plutôt du roman.

C'est ainsi, par exemple, qu'on cite le cas de deux personnes mortes du charbon après avoir mangé de la viande d'un bœuf charbonneux. D'après l'auteur, la peau fut immergée

(1) J. CAVAILLÉ, *le Charbon professionnel*, 1911.

dans une mare, puis prise par un sellier, qui mourut du charbon : un troupeau de moutons se baigna dans la mare et vingt moutons périrent; enfin deux chevaux qui portèrent les harnais faits avec la peau du même bœuf eurent le charbon et succombèrent. Ce sont là des histoires bonnes à effrayer les enfants, mais qui ne résistent pas à l'examen des gens sérieux.

A la vérité, les dépouilles des animaux charbonneux sont dangereuses par elles-mêmes, mais elles sont en outre capables de contaminer, par leur contact, des objets ou des dépouilles, jusque-là inoffensives, d'animaux sains.

Ce que nous venons d'exposer laisse facilement deviner quelles sont les professions qui fournissent le plus de cas de charbon, sans qu'il soit possible, ainsi que nous l'avons vu, d'espérer les y soustraire par une mesure prophylactique quelconque; nous allons rapidement les énumérer (1) (2) :

1° Les tanneurs. Cependant en France, ce ne sont pas les tanneurs qui sont le plus souvent frappés, quoique manipulant les premiers les peaux avant toute préparation ; le fait s'explique parce que la tannerie, en France, ne s'exerce guère que sur des peaux indigènes, et notre législation sanitaire est assez efficace, la vaccination anticharbonneuse assez répandue chez nous pour restreindre dans une forte mesure le danger ;

2° Les mégissiers, assez souvent frappés parce que, le nombre des peaux indigènes étant très insuffisant, cette industrie se voit obligée de recourir à l'usage des peaux étrangères, venant par exemple d'Espagne, de Chine, du Maroc, de l'Asie Mineure, de l'Amérique du Sud, tous pays où la surveillance sanitaire est absolument illusoire, quand encore elle existe;

(1) *Revue d'Hygiène*, 1893.

(2) Roger, in *Traité de médecine Bouchard-Brissaud : maladies communes à l'homme et aux animaux*.

3° Les pelletiers, les maroquiniers, les ouvriers de la chamoiserie, de la parcheminerie ;

4° Les criniers et les brossiers ;

5° Les trieurs et les peigneurs de laine, peut-être plus souvent exposés que les autres au charbon interne, contractent aussi, parfaitement, la pustule maligne ;

6° Les délaineurs de peaux de moutons, particulièrement lors de l'opération dite du « sabrage », qui fait gicler au loin des gouttelettes liquides souvent contagifères ;

7° Les ouvriers qui travaillent la corne : tronçonnage, débitage, dolage, aplatissage ;

8° Les ouvriers qui travaillent les os : triage, façonnage ;

9° Ceux qui font la colle forte.

Et les germes ne restent pas cantonnés dans les dépouilles mêmes des animaux charbonneux, ils les quittent avec une relative facilité pour se répandre même assez loin. On en trouve sur les tables et les instruments de travail, sur le sol des ateliers, après les mains des personnes qui ont manipulé des produits contaminés ; notamment les spores charbonneuses existent et persistent dans les rainures périunguéales et surtout sousunguéales. Il semble bien qu'on doive attribuer au grattage une très large part dans la production de la contagion. Il convient de remarquer, d'une part, que le nombre de cas de pustule maligne le plus grand a été constaté à la face, lieu d'élection des lésions de grattage, le visage étant certainement la région du corps où l'homme porte le plus souvent les mains. D'autre part, ces petites lésions minimes, insignifiantes, sans hémorragie (et le fait est capital), sont très favorables à une inoculation ; c'est ainsi, du reste, que se pratique la vaccination jennerienne, et il est bien connu qu'une plaie large, béante, saignante, s'infecte moins facilement : l'hémorragie est un lavage automatique qui balaie et expulse une bonne partie des germes. Nous avons vu à Saint-Denis des plaies de la main chez des mégissiers; nous n'avons jamais vu le charbon se greffer sur ces plaies. Dans tous les cas, la porte d'entrée a été inaperçue, insoupçonnée, et la contagion silencieuse et sournoise.

Enfin, la dissémination du charbon peut se faire indirectement par des intermédiaires que nous allons successivement rechercher.

Il semble que la transmission d'homme à homme soit bien rare et nous l'acceptons avec difficulté. On a bien parlé, il est vrai, d'épidémies d'usine, mais il n'y a pas en réalité transmission de la maladie, dans le sens habituel du mot, c'est-à-dire passage de la maladie de l'homme malade à l'homme sain : il y a plutôt inoculation simultanée, contemporaine et indépendante, de plusieurs sujets soumis au même moment à la même cause morbide. Nous avons vu des cas de ce genre : il s'agissait de gens qui avaient, ensemble, manipulé un même lot de produits infectés.

La transmission de la maladie peut se faire également par l'intermédiaire d'instruments infectés : comme l'a cité Duhamel (voir page 62).

C'est du reste ce qui se produit lors de l'inoculation expérimentale des animaux de laboratoire. Jacobi cite quatre observations de charbon déterminé par des injections hypodermiques faites avec une aiguille qui avait servi à un charbonneux. Neydig a vu, à Moscou, un garçon d'amphithéâtre mourir après s'être piqué en faisant l'autopsie d'un charbonneux.

On a incriminé aussi les mouches d'être des agents de propagation du charbon. Le rôle de la « mouche charbonneuse » est une notion très répandue, mais que l'on a le droit de discuter. Sans doute la mouche bleue, de la viande « Musca Vomitaria » (ainsi que l'ont montré les expériences de Davaine et de Raimbert), est capable de garder attachés à ses ailes, à ses pattes, à ses trompes, des germes charbonneux et de les transporter à distance ; si elle vient, dans ces conditions, à souiller une plaie par son contact, le charbon peut fort bien, de ce fait, se trouver inoculé. Mais ce n'est là qu'un cas rare, un fait accidentel. D'abord cette mouche, n'ayant pas d'aiguillon, ne saurait entamer les téguments pour y insérer les germes dont, par hasard, elle peut être porteuse. D'autre part, si même son rôle était plus important, on ne pourrait lui imputer le charbon des animaux qui est toujours d'origine interne. En résumé, les mouches peuvent, d'une façon exceptionnelle, dans des cas très rares, véhiculer les germes du charbon, tout comme elles le font pour le bacille d'Eberth, pour le bacille du choléra, etc...; mais cela ne saurait en aucune façon être considéré comme un fait habituel, d'autant plus que les régions les plus frappées par le charbon ne sont pas celles où il y a le plus de mouches. Nous avons observé, de même, à l'Hôpital de Saint-Denis, que les cas de charbon étaient au moins aussi fréquents, sinon plus, au cours des mois d'hiver : novembre, décembre, janvier et février, alors que le nombre des mouches est réduit à son minimum.

Certains auteurs ont prétendu que le chien de berger pouvait être un agent de transmission du charbon, s'il mordait un animal sain après avoir mordu un animal malade.

Enfin nous avons été témoins d'un cas où la contagion fut effectuée par les vêtements souillés que portait un mégissier. « Une infirmière de l'Hôpital, affectée à un pavillon de médecine femmes, où n'avait jamais été soigné aucun cas de charbon, et à une époque où aucun charbonneux n'était en traitement dans les services voisins, présenta une pustule maligne fort grave au niveau de la paupière. L'étiologie était difficile à établir : d'où pouvait bien venir ce charbon ? Notre enquête nous apprit que cette femme, étant allée passer une nuit et un jour dans la famille de son mari, avait embrassé à plusieurs reprises son beau-père, un mégissier : celui-ci, au mépris des règlements de l'usine où il était employé, avait commis l'imprudence de rentrer, chez lui, vêtu de ses effets de travail. Il nous a semblé impossible de trouver ailleurs la cause de ce cas de charbon.

Cette étiologie n'est pas rare (spores apportées dans les vêtements) : deux femmes furent contaminées par leurs maris travaillant dans les peaux, — un ouvrier métallurgiste contaminé par son camarade de lit qui, lui, travaillait dans une usine de peausserie.

Dans le même ordre d'idées, Sclavo cite deux cas de charbon chez la femme et la sœur d'un tanneur ; Kubler cite également celui d'un ouvrier qui, sans avoir jamais touché aucune dépouille animale, se contamine au restaurant auprès de camarades criniers. De même une femme mourut du charbon pour avoir porté le fichu que sa fille mettait à l'atelier ; deux femmes périrent après avoir raccommodé les vêtements de travail de leurs maris.

Citons encore, pour mémoire, les cas de contagion à longue distance, chez les personnes qui manipulent des engrais d'origine animale, des fourrages souillés de poussières contenant des spores charbonneuses, ou qui s'infectent par des eaux qui ont entraîné très loin ces mêmes spores, recueillies à la surface du sol par le ruissellement ou par le déversement de certains résidus d'usines.

Symptomatologie.

FORMES CLINIQUES

Le charbon est, au début, une maladie purement locale, comme la diphtérie, le tétanos ; dans les premières heures, la bactéridie se cantonne au point d'inoculation, où elle est exactement et exclusivement localisée ; ce n'est que beaucoup plus tard qu'elle dépasse ces étroites limites et qu'elle envahit la circulation et les tissus, dans les dernières heures qui précèdent la mort du malade ; nous avons constaté le fait sur un certain nombre d'animaux de laboratoire et aussi sur plusieurs de nos malades : nous faisions, pour en tirer un pronostic, des examens de sang méthodiques, par exemple de deux heures en deux heures, et lorsque nous constations la présence des bactéridies dans le sang prélevé sur la pulpe d'un doigt, les symptômes cliniques au même instant ne manquaient pas d'être singulièrement inquiétants, bien que la guérison fût encore possible, puisque nous réussissions à l'obtenir, même dans ce cas.

C'est assez dire que la symptomatologie du charbon se caractérise par deux ordres de phénomènes successifs : des symptômes locaux d'abord, des symptômes généraux survenant plus tard, et, à partir de ce moment, signes locaux et signes généraux continuent à évoluer parallèlement, chacun pour leur compte. Tel est le tableau symptomatique du charbon, immuablement réalisé dans tous les cas. Mais il peut arriver que la phase locale passe inaperçue, quoique cependant réelle, lorsque le point d'inoculation siège en une région dont l'exploration est difficile ou impossible, ainsi qu'il arrive dans les cas de charbon interne, où sont intéressées la muqueuse digestive ou la muqueuse pulmonaire.

Suivant le lieu d'inoculation, suivant aussi la nature anatomique des tissus en ce point, les manifestations peuvent varier dans une certaine mesure, d'où le fait qu'il existe plusieurs modalités de la maladie, plusieurs formes cliniques. Il est donc classique et commode de distinguer un charbon externe et un charbon interne. Le charbon externe présente à l'observateur la pustule maligne ou l'œdème malin, tandis que le charbon interne peut être pulmonaire ou intestinal.

I. — Charbon externe.

Deux formes : pustule maligne, œdème malin.

Pustule maligne. — A. *Période d'Incubation.* — Tout au début de la maladie, existe une période d'incubation, absolument latente, pendant laquelle rien ne permet de soupçonner le mal. La durée en est évaluée à des chiffres assez variables, suivant les auteurs : pour Bernheim, elle pourrait atteindre deux semaines ; pour Laveran, six jours, au maximum ; pour Bourgeois, elle varierait de un à trois jours, et ce sont, nous semble-t-il, ces derniers chiffres qui se rapprochent le plus de la réalité : l'incubation de la pustule maligne dure de un à quatre jours. Ce qui fait l'incertitude de toutes ces données, c'est que l'inoculation, sournoise, passe inaperçue, ne fait pas époque dans l'esprit du malade. Une autre cause est aussi à considérer : c'est que la contagion ne se fait pas toujours à l'instant même où le sujet est en contact avec des produits charbonneux : la spore peut séjourner des heures et des jours sur les vêtements, sous la rainure de l'ongle, avant que le grattage ou toute autre cause vienne lui permettre de se fixer dans les tissus. Et encore cette spore doit-elle, de plus, prendre le temps de germer, de se transformer en bacille, avant d'infecter l'organisme de son hôte.

B. *Période de Début.* — Le premier signe que remarque le malade est une petite tache rouge, quand encore elle attire son attention. Cette petite tache, insignifiante, non surélevée encore, s'accompagne le plus souvent d'un léger prurit. Fréquemment, on la prend pour une piqûre d'insecte et les Bourguignons, pour la caractériser, lui ont donné le nom expressif de « puce maligne ». Au bout d'un jour ou deux, l'aspect change : les caractères s'accentuent, la période d'état est à son début.

C. *Période d'Etat.* — Le prurit augmente, « la puce maligne » s'élargit, sa coloration fonce et au centre apparaît un petit point saillant, surélevé, cependant que l'ensemble de la lésion s'indure ; une petite papule est constituée. Peu à peu, cette petite papule se transforme en une vésicule d'environ 2 millimètres de diamètre, de couleur gris brun, reposant sur une base un peu rouge et œdématiée, vésicule qui contient une gouttelette de sérosité citrine ou légèrement hémorragique, mais jamais de pus. Puis, la vésicule crève spontanément, ou à la suite de grattage, laissant à sa place une petite plaie dont le centre devient brun, noir, et prend peu à peu tous les caractères d'une escarre, dont on peut, avec une pointe d'épingle stérilisée, constater la dureté et l'indolence. Le Roy des Barres attachait à ce caractère d'indolence une valeur capitale au point de vue du diagnostic. La mortification de ces tissus racornis a pour résultat de déprimer le centre de l'escarre qui apparaît ainsi en forme de cupule. Suivant l'âge de la lésion, son diamètre et sa profondeur varient de un millimètre à un centimètre et même plus.

L'escarre, le plus souvent circulaire, est entourée d'une aréole rouge, parsemée de petites vésicules citrines ou un peu hémorragiques, dont l'ensemble a été comparé, par certains auteurs, à un « collier de perles ». Au fur et à mesure que l'escarre s'agrandit, elle empiète sur son aréole et sur les vésicules, les repoussant excentriquement tout autour d'elle. Ces vésicules sont l'indice de l'infiltration charbonneuse des tissus qui avoisinent l'escarre et elles traduisent la progression du bacille. Enfin, à la périphérie de l'aréole vésiculaire existe une sorte de petite marge de peau rouge et sèche, autour de laquelle les tissus, rouges, œdématiés en bourrelet, forment pour ainsi dire le pied, le support de la pustule maligne, et envoient dans toutes les directions de petites traînées de lymphangite. Il est même des cas où les lymphatiques sont assez gonflés et durs pour donner, au doigt qui les palpe, la sensation de véritables cordons. Le bourrelet œdémateux s'étend parfois très loin, surtout dans les régions où existe du tissu cellulaire lâche. Il est un fait très intéressant, c'est que tous ces désordres, parfois fort importants, ne s'accompagnent que d'une douleur très modérée et parfois même absolument nulle ; bien des malades n'accusent qu'un peu de lourdeur, un certain degré d'engourdissement de la région intéressée. En même temps, les ganglions correspondants se prennent, deviennent durs et sensibles à la pression. Un caractère sur lequel il faut insister, c'est l'absence constante de pus dans toute pustule vraiment charbonneuse ; seule une infection secondaire peut en produire, et c'est encore un cas bien exceptionnel.

En même temps apparaissent les premiers symptômes généraux ; très légers au stade « puce maligne », ils s'accentuent peu à peu. Le malade accuse de l'inappétence, de la céphalée, une courbature générale ; sa langue est sale, il a des nausées, le pouls s'accélère un peu, la température monte jusqu'à vers 38°.

A mesure que progressent les lésions locales, que l'escarre s'élargit et se creuse, que le bourrelet d'œdème gagne sur les tissus voisins, les troubles généraux deviennent plus marqués et finissent à la longue par frapper les différents appareils.

La douleur est en général légère, parfois même absente ; ce que le malade accuse surtout, c'est de la céphalée. La température s'élève à 38°, 38° 5, même 39 et 40°. Elle baisse au contraire aux approches de la mort, lorsque commence à baisser la force de résistance de l'organisme. Le pouls accéléré, tendu, vibrant, bat de 100 à 140, et plus ; dans les dernières heures, il devient mou, dépressible, petit, filant, incomptable et se dissocie d'avec la température, symptôme grave. A ce moment même peuvent apparaître des irrégularités, traduisant les faux-pas du cœur. Les vaisseaux, à la période terminale, renferment un sang noir et riche en bactéridies charbonneuses.

Le cœur surmené voit ses bruits s'assourdir, des syncopes parfois traduisent ses arrêts et la myocardite dont il est frappé.

La respiration devient anxieuse, haletante ; on note de la polypnée, de la dyspnée, de la cyanose : les ailes du nez battent, pulvérulentes.

La langue est sale, rôtie parfois ; on observe du hoquet, des vomissements qui peuvent être sanglants ; la constipation est habituelle, remplacée cependant à la fin par de la diarrhée. Le ventre est ballonné, tendu et douloureux.

L'urine est rare, foncée, albumineuse, contenant quelquefois du sang, à la suite d'embolies capillaires dans les tissus du rein et de la rupture des vaisseaux de petit calibre.

Le foie, douloureux dans certains cas, est gros, congestionné, dépassant plus ou moins le rebord costal. On a pu observer de l'ictère.

La rate est tuméfiée.

Le système nerveux n'est pas épargné : on note des vertiges, souvent de la prostration ; presque toujours l'intelligence demeure intacte ; mais il peut exister du délire, surtout chez les alcooliques, et des convulsions épileptiformes.

D. *Période terminale.* — Enfin, vers le 6e ou le 8e jour après l'apparition des premiers symptômes, l'agonie commence, caractérisée par l'aggravation des troubles généraux.

L'hypothermie s'installe, les extrémités des membres sont refroidies et cyanosées, la peau couverte de sueurs ; la polypnée et la dyspnée sont extrêmes. Le pouls, devenu de plus en plus petit, et filant, est imperceptible et incomptable. Puis le coma arrive, au milieu duquel survient la mort. Rarement l'évolution de la maladie atteint dix ou douze jours. Dans les cas bénins, les symptômes régressent peu à peu d'une façon plus ou moins précoce et la guérison se fait parfois même spontanément.

Œdème malin. — L'œdème malin, seconde forme clinique du charbon externe, se distingue de la pustule maligne par l'allure particulière des symptômes locaux, les troubles généraux restant absolument les mêmes, avec ceci quelquefois en plus, que leur apparition est plus précoce et leur gravité un peu plus grande. A ces réserves près, les deux formes du charbon externe ne se différencient que par le type de la lésion locale.

Dans l'œdème malin, rien au point d'inoculation qui ressemble à une pustule charbonneuse. Le malade perçoit une démangeaison, il se gratte; bientôt après apparaît de l'œdème, un œdème pâle, jaune ou gris, à demi transparent, d'aspect gélatineux, dont la nature le plus souvent ne se révèle par aucun signe propre. Est-ce un érysipèle, est-ce une piqûre de moustique? Personne ne peut le dire ; seule l'évolution septique, une piqûre de la maladie et l'emploi du microscope pour examiner la sérosité de cet œdème sont capables de mettre sur la voie du diagnostic. Cette forme de charbon se produit le plus souvent à la paupière. Bourgeois en faisait même sa localisation unique ; cependant des observations plus récentes ont montré que l'œdème malin pouvait également se rencontrer en d'autres régions, par exemple sur le thorax et les membres supérieurs, mais, en général, de préférence, dans les points où existe un tégument externe fin, recouvrant un tissu cellulaire assez lâche.

A la région orbitaire, l'œdème malin est énorme, déforme le visage, entraîne la disparition de la fente palpébrale, entre les deux paupières énormément gonflées : cet œdème, assez mou, conserve un godet à la place où l'on appuie le doigt. D'abord, il est lisse et blanc; mais, par la suite, il fonce en couleur, devient rose, rouge, puis violacé, en même temps que sa surface se couvre de phlyctènes, rares d'abord, puis plus nombreuses, enfin presque confluentes. Et pendant tout ce temps, l'œdème sous-jacent durcit. Les phlyctènes renferment de la sérosité citrine ou hémorragique; sous elles, la peau est mortifiée, sphacélée : ce qui peut, après évacuation et flétrissure des phlyctènes, donner un aspect rappelant, par certains côtés, celui de la pustule maligne ; mais ces lésions ne sont pas uniques, comme la pustule véritable; autant de phlyctènes crevées, autant de pseudo-pustules.

Les troubles généraux, nous l'avons dit, et nous le répétons, sont les mêmes que dans la pustule maligne, mais leur apparition est plus précoce, leur gravité exagérée. Il semble que la finesse de la peau, la proximité du tissu cellulaire et sa laxité favorisent la pénétration de l'agent charbonneux comme aussi la pullulation plus grande et la diffusion plus rapide des toxines qu'il produit. La pustule, forme dermique ou fibreuse, permet à l'organisme une défense plus longue et plus facile. L'œdème malin, résultat sans doute d'une inoculation d'emblée dans les tissus hypodermiques, supprime un des moyens de défense de cet organisme et permet son infection précoce et massive.

Heureusement l'œdème malin est une forme rare : le Docteur Le Roy des Barres a constaté, dans son service, 5 cas d'œdème malin contre 99 cas de pustule maligne.

II. — Charbon interne.

Charbon pulmonaire. — Les signes locaux et les signes généraux rappellent ceux de la broncho-pneumonie. L'affection débute par un point de côté violent, avec une sensation de constriction thoracique très marquée; l'auscultation montre des signes de congestion et d'œdème pulmonaire; la fièvre est absente ou peu élevée; on note de la dyspnée, de la polypnée, de la cyanose ; le plus souvent l'intelligence est conservée, mais il peut y avoir du délire ; enfin le malade tombe dans le collapsus et meurt. Il existe quelquefois des phénomènes abdominaux : des coliques, de la diarrhée, des vomissements, même de l'ictère.

Ce qui permet le diagnostic dans ce cas, c'est l'examen consciencieux des commémoratifs, de la profession du malade, des causes de contagion auxquelles il a pu être accidentellement ou habituellement exposé ; enfin, l'examen des crachats, qui peuvent être hémorragiques et contenir des bacilles charbonneux.

Charbon intestinal. — Cette forme, qui est la règle chez les animaux, est au contraire une rareté chez l'homme : de 1905 à 1911, sur 111 cas de charbon, on n'a observé à l'hôpital de Saint-Denis qu'un seul cas de charbon intestinal. Certains auteurs disent que bon nombre de charbons intestinaux sont méconnus, car souvent le diagnostic est une trouvaille d'autopsie. Le fait se produit du reste; dans le cas que nous avons observé, le diagnostic ne put en effet être établi qu'après la mort. Ici, rien que des symptômes généraux : les signes d'une gastro-entérite violente ; céphalée, courbature traduisant l'infection générale ; température élevée au début, plus tard hypothermie ; pouls d'abord tendu, vibrant, accéléré, devenant par la suite mou, dépressible, filant, incomptable ; dyspnée et polypnée, cyanose des téguments, refroidissement des extrémités, sueurs profuses; vomissements alimentaires, parfois porracés ou hémorragiques, pouvant contenir quelques bactéridies ; diarrhée d'aspect cholériforme, souvent sanglante ; quelquefois, au contraire, une constipation opiniâtre rappelant celle de la péritonite. Le ventre est ballonné, douloureux, tendu, immobilisé par la contracture de défense de la paroi. Peu à peu le collapsus se produit, le coma s'installe, puis survient la mort. Le malade que nous avons pu observer à l'hôpital de Saint-Denis entra dans le service vers le quatrième jour de sa maladie. Il présentait des signes généraux d'infection : céphalée, courbature, tachychardie, polypnée, sueurs, urines rares, foncées, albumineuses. Le ventre était tendu, météorisé, la matité hépatique masquée ; la palpation, douloureuse, mettait en évidence une résistance très nette de la paroi abdominale. Il y avait des vomissements et un arrêt complet des matières et des gaz. Tout cela nous fit immédiatement penser à une péritonite d'origine appendiculaire. La laparotomie fut décidée, et lorsque tout fut prêt pour la pratiquer, l'état du malade avait subitement empiré, le collapsus débutait (pouls incomptable, respiration très accélérée, chute de la température, cyanose et refroidissement des extrémités), si bien que l'on dut renoncer à intervenir et replacer aussitôt le malade dans son lit, où il mourut presque immédiatement. L'autopsie nous montra le péritoine intact, l'appendice sain, de même que les viscères abdominaux ; seul le gros intestin dévidé et incisé nous présenta sa lumière presque complètement obturée, à quelques centimètres au-dessus du cæcum, par un œdème gélatineux dont les villosités englobaient, comme incrustées, des matières fécales jaunâtres, dures et concrétées (œdème dont la sérosité fourmillait de bactéridies charbonneuses). Dans d'autres observations, la maladie avait, au contraire, d'après les auteurs, revêtu un aspect absolument cholériforme.

Diagnostic.

Le diagnostic du charbon est très important, mais difficile, parce que c'est une maladie rare, à laquelle on a le droit de ne pas songer tout de suite quand on se trouve en sa présence; difficile pour tout le monde, même pour le médecin qui n'a pas toujours eu l'occasion d'en voir au cours de ses études; difficile enfin, au début du moins, parce que ce début, insidieux, peut le plus souvent ne pas attirer l'attention du malade lui-même. Il est d'une importance capitale, parce que de son exactitude et de sa précocité dépend l'instauration en temps voulu du traitement, c'est-à-dire la vie ou la mort du malade.

Le diagnostic positif doit être basé : d'une part sur les

commémoratifs, d'autre part sur l'examen de la lésion locale dans les cas de pustule ou d'œdème malin. Les signes généraux sont banaux, ils n'ont pas une valeur pathognomonique ; ce sont simplement les signes ordinaires d'infection traduisant l'envahissement de l'organisme par les toxines bactéridiennes : c'est ce qui rend si difficile le diagnostic du charbon interne.

Les commémoratifs ont une importance de premier ordre. Toujours la recherche des antécédents d'un malade, les circonstances habituelles de sa vie, les occasions d'une contagion quelconque auxquelles il a pu être soumis, l'apparition des premiers symptômes sont pour le clinicien une source précieuse de renseignements ; mais nulle autre part que dans le charbon n'apparaît aussi bien l'impérieuse nécessité de fouiller minutieusement le passé du malade. Savoir qu'un homme atteint d'une lésion suspecte est tanneur ou mégissier, ou travaille les dépouilles d'animaux, c'est tenir la clef du diagnostic ; même plus, c'est le diagnostic tout fait ; car cette donnée oriente les recherches du côté du charbon, et la question est alors vite tranchée.

Enfin, bien fréquemment, c'est sur les commémoratifs seuls qu'on peut se baser pour soupçonner la nature charbonneuse d'une affection pulmonaire ou digestive.

Certains caractères sont propres à la pustule maligne ; c'est d'abord le peu de douleur spontanée qu'accuse le malade : un peu de prurit, une envie de se gratter, c'est tout ce qui signale l'apparition de la puce maligne. Un peu plus tard, la constatation, au centre de la lésion, d'une petite escarre brune ou noire doit attirer l'attention du médecin, d'autant plus qu'elle remplace le petit point blanc ombiliqué qu'on voit d'ordinaire dans les lésions inflammatoires banales. Un autre caractère, c'est l'indolence de cette escarre, qu'on peut, à volonté, piquer avec une épingle, sans provoquer de souffrance. Plus tard, l'aspect devient plus typique, lorsque com-

BIBLIOTHÈQUE NATIONALE R.F. IMPRIMÉS

mencent à se montrer, autour de l'escarre, les petites vésicules séreuses qui constituent la fameuse couronne de perles. Enfin, il est un signe de premier ordre que nous ne sommes pas loin de considérer comme caractéristique du charbon, c'est l'absence complète, absolue, de la moindre trace de pus. A aucun moment de son évolution, la pustule maligne ne suppure spontanément. Secondairement, d'une façon exceptionnelle et tardive, mais dans ce cas seulement, la pustule peut s'infecter, par le grattage par exemple, et alors apparaît, à titre pour ainsi dire de complication, une suppuration qui n'a rien à voir avec le charbon. Le mot complication cependant est sans doute trop fort, car on a pu considérer, dans une certaine mesure, l'antagonisme microbien qui existe entre le bacille du charbon et les pyogènes, comme un fait parfois favorable. Toujours est-il que l'on peut s'en tenir, en pratique, à la formule suivante : « Toute lésion suspecte qui suppure doit être considérée comme non charbonneuse. »

Enfin, dans les cas imparfaitement déclarés, l'usage du microscope fournit d'utiles indications. La constatation de la présence des bactéridies, dans le liquide des vésicules et, plus abondamment, dans la sérosité recueillie sous l'escarre, impose aussitôt le diagnostic ; mais on ne doit tenir compte que des résultats positifs, seuls probants. Un résultat négatif laisse le doute entier ; il arrive fort bien de ne pas trouver de bactéridies dans une pustule, que les symptômes cliniques, l'évolution, et des examens microscopiques renouvelés montrent comme indiscutablement charbonneuse. De même, la gravité de la maladie ne semble pas devoir être en rapport avec le nombre des bactéridies trouvées ; nous avons vu un cas où les bactéridies étaient très rares, et où le malade fut en danger, alors qu'un de ses camarades, entré le même jour dans le service, ne donna jamais la moindre inquiétude, malgré le nombre énorme de bactéridies que recélait sa lésion.

Il demeure cependant établi que l'examen microscopique doit être fait, toutes les fois que cela est possible, à condition d'utiliser les résultats qu'il donne, sous les restrictions que nous avons formulées. Et cela est surtout recommandé pour l'œdème malin, moins facile à reconnaître que la pustule maligne.

On peut également recourir aux méthodes de laboratoire, faire des cultures ou l'inoculation aux animaux ; mais ces recherches ont un intérêt beaucoup plus scientifique que pratique : quand la culture aura poussé, quand le cobaye aura réagi, le diagnostic sera fait, mais le malade peut-être sera mort, ou du moins trop intoxiqué pour que la thérapeutique conserve quelques chances de succès. La culture et l'inoculation sont de bons moyens de contrôle, et il est intéressant de les effectuer ; mais, au point de vue thérapeutique et pratique, leur valeur est nulle, car leurs résultats sont trop tardifs.

Bien que le charbon soit individualisé par des caractères qui lui sont propres, il existe cependant des affections avec lesquelles la confusion est possible.

Tout au début, il faut faire le diagnostic : un bouton ressemblant à une piqûre d'un parasite quelconque, on ne pourra guère, à ce moment, avoir que des soupçons basés sur la notion de la profession du malade. Diagnostic à faire également avec une lésion inflammatoire banale : furoncle, follicule d'acné enflammé, piqûre septique quelconque. La présence du pus sera, dans ce cas, de nature à écarter l'hypothèse de charbon.

Pour ce qui est du charbon interne, pulmonaire ou intestinal, le diagnostic est encore plus difficile. Le charbon pulmonaire peut être confondu avec la pneumonie, la broncho-pneumonie : l'examen des crachats pourra parfois montrer la présence de bacilles, mais le renseignement le plus précieux sera encore la connaissance de la profession du malade. De même pour le charbon intestinal, qui peut simuler la plupart des affections du tube digestif : appendicite, péritonites, occlusion intestinale. Là encore, les commémoratifs auront une valeur de premier ordre. Et dans le cas où l'on arrivera à suspecter la possibilité d'un charbon, des examens du sang de la circulation générale, pratiqués d'heure en heure, pourront mettre en évidence la présence du bacille, et trancher la question. Même dans ces cas, toujours graves, la thérapeutique ne devra pas s'avouer vaincue. La situation est critique, mais non désespérée : nous avons vu plusieurs malades, dont le sang du doigt contenait des bactéridies, guérir par le sérum anticharbonneux ; ceci montre suffisamment que si ce diagnostic, par examen du sang, donne des résultats tardifs, il permet encore cependant de sauver des malades et ne doit pas être négligé.

La qualité primordiale d'un diagnostic de charbon, c'est sa précocité, qui permet d'instituer, le plus tôt possible, un traitement causal efficace. Aussi, dans tous les cas douteux, avions-nous pris l'habitude à l'hôpital de Saint-Denis de demander au microscope le contrôle de nos soupçons. Dans les cas positifs, nous prenions de suite le malade en traitement. Dans les cas négatifs, le malade était mis en observation, suivi de près, soumis à des examens répétés, à une surveillance attentive, qui nous permettait de faire en temps voulu le diagnostic et, conséquemment, de conjurer le mal.

Les résultats obtenus sont assez encourageants, puisque, avec cette méthode, il a été soigné dans le service de M. le Dr VILLIÈRE (depuis le 1er janvier 1905 jusqu'au 31 décembre 1911) cent onze cas de charbon, avec seulement quatre décès, et que, pour les survivants, la durée de la maladie a été, en moyenne, de cinq à onze jours.

Pathogénie.

Nous avons déjà vu que la bactéridie, pour accomplir son

œuvre morbigène, fait plusieurs étapes. D'abord l'inoculation, puis une phase d'incubation latente, enfin une période d'invasion, pendant laquelle les microbes se multiplient et sécrètent *in situ* leurs toxines ; enfin, lorsque l'organisme, suffisamment déprimé par les toxines ainsi fabriquées, voit décroître sa force de résistance, la généralisation se fait et les bactéridies émigrent du point d'inoculation pour gagner la circulation générale et amener ainsi la mort du malade.

Pasteur, se fondant sur l'aspect noirâtre du sang charbonneux, attribuait la mort à une désoxygénation de ce sang par la bactéridie; mais, dans nombre de cas, la mort survient alors qu'il y a peu de bactéridies, trop peu pour arriver à faire la désoxygénation.

Toussaint donnait le premier rôle à des embolies produites dans les petits vaisseaux par des amas de bactéridies, qui, formant bouchon, auraient obstrué la circulation; mais cette hypothèse, comme la précédente, ne rend pas compte des cas où la mort survient avec très peu de bactéridies. Il est beaucoup plus séduisant, et moins discutable, d'admettre que la mort survient par intoxication; et, de fait, nous commençons à connaître les toxines charbonneuses, grâce aux travaux de Houkin et Wesbroock, de Brieger et Fraenckel, de Marmier, de Boidin et de bien d'autres.

Mais la bactéridie ne se multiplie pas sans lutte ; l'organisme vivant n'a pas l'inertie d'un milieu de culture. Le premier obstacle qu'elle rencontre, c'est le derme, dont le tissu fibreux l'oblige à marquer un temps d'arrêt caractérisé par la production de la pustule maligne. Ce temps d'arrêt permet aux phagocytes d'entrer en action et de détruire un certain nombre d'agents microbiens; ceux qui auront échappé à cette destruction phagocytaire se trouveront à leur tour en contact avec le sérum sanguin et les différents principes bactéricides qui y sont contenus. De plus, les microbes, à la longue, perdent graduellement de leur vitalité : d'une part, le milieu s'appauvrit en principes nutritifs et la vie leur devient difficile ; d'autre part, les toxines qu'ils fabriquent sans cesse sont nuisibles pour eux, presque au même titre que pour l'organisme infecté. En outre, il naît peu à peu dans le sérum de l'hôte des antitoxines qui viennent, elles aussi, entraver la pullulation des bactéridies charbonneuses. Les ganglions lymphatiques obligent les bactéridies à marquer un arrêt, pendant lequel elles sont soumises à une phagocytose très active. Le foie fixe et détruit une partie des produits charbonneux, et le rein contribue à les éliminer. Nous pensons que la qualité des émonctoires a une importance très grande, au point de vue de la résistance de l'organisme contre l'infection charbonneuse.

Il est intéressant de remarquer que la pustule maligne, quelque effrayant que soit son aspect, mérite d'être considérée comme un phénomène heureux, témoin d'une résistance particulière du malade. L'homme est un des êtres chez qui le charbon est le moins grave : c'est aussi le seul chez lequel existe la forme « pustule maligne ».

Evolution. Pronostic.

Nous avons vu déjà, à l'occasion de la symptomatologie, la marche du charbon, avec sa phase locale, puis sa phase de généralisation, enfin la façon dont survient la mort.

Mais il s'en faut de beaucoup que ce sombre tableau soit réalisé dans tous les cas. Il est assez fréquent de voir le charbon guérir tout seul, spontanément, en l'absence de toute thérapeutique. A plus forte raison, avec l'aide d'un traitement judicieux, la guérison est-elle la règle. Dans les cent onze cas colligés dans sa thèse par un de nous, ne figurent que quatre décès, dont un charbon interne arrivé trop tardivement pour que le traitement pût être institué. Il est temps de réagir contre cette légende, ce préjugé populaire : que le charbon est une maladie fatalement mortelle, dont on ne guérit pas. Au point de vue vital, le charbon est infiniment moins grave que la fièvre typhoïde, la pneumonie, la pleurésie, la diphtérie, et à peine plus sérieux que la rougeole. Même la guérison spontanée du charbon, dans un nombre important de cas, est un fait tellement certain que beaucoup d'auteurs ont élevé l'expectative comme méthode de traitement. Le Docteur Barlach, avec l'abstention, a noté seulement 3 décès sur 10 cas. Bourgeois, qui aurait traité, en Beauce, huit à neuf cents cas de charbon, affirme que, même sans traitement, il y a à peine un tiers de cas mortels. Nous-mêmes avons observé à l'hôpital de Saint-Denis la guérison de plusieurs malades attentivement surveillés, mais à qui n'avait été fait aucun traitement. Il faut donc considérer comme exagérées les statistiques qui attribuent au charbon une mortalité de 85,71 o/o (épidémie de Pont à Marcq) ou de 60 o/o environ dans l'épidémie de Bradford, en 1879-1880. Il est fort probable que les médecins ne furent consultés que pour les cas très graves, et qu'un grand nombre de cas plus légers évoluèrent en réalité sans que personne en eût connaissance. Doit-on admettre que la virulence du charbon va en diminuant chaque année (ainsi que le fait a été constaté pour certaines affections), ou bien faut-il prétendre que la région dionysienne soit particulièrement favorisée au point de vue de la gravité du charbon, par une sorte de phénomène analogue à ce qui se produit pour le pronostic comparé de la scarlatine, infiniment plus grave en Angleterre qu'en France? Toujours est-il que notre statistique donne des termes beaucoup moins effrayants. En effet, du 1er janvier 1905 au 1er décembre 1911, il a été soigné dans le service de monsieur le Docteur Villière cent onze charbonneux, comme nous l'avons déjà dit, avec seulement quatre décès, ce qui fait sensiblement moins de quatre pour cent. De même le Docteur Le Roy des Barres avait observé, toujours à Saint-Denis, de 1875 à 1904, cent quatre cas avec onze décès, soit 10,67 o/o.

Ces chiffres rassurants sont certainement dus à la surveillance attentive exercée sur le personnel des mégisseries de Saint-Denis, où tout le monde, depuis les directeurs jusqu'aux manœuvres, est averti de l'existence du charbon, de son mode de début, des soins qu'il y a lieu d'instituer sans retard. Car en matière de charbon la précocité du diagnostic est tout, avec celle du traitement. Et nous avons constaté pendant notre internat que, d'une façon régulière, systématique, au plus léger soupçon, le malade est conduit de suite à l'hôpital, où l'interne de garde pratique l'examen microscopique de la lésion et, si elle est reconnue charbonneuse, prend le malade en observation et institue le traitement approprié.

Complications.

Le cours normal de la maladie est parfois modifié par des complications intercurrentes ou consécutives.

La première des complications, c'est le manque de résistance du malade, la faiblesse du terrain, qui est pour la bactéridie une proie facile. Parmi les causes capables de produire cette déchéance, il convient de signaler la fatigue, le surmenage, une mauvaise alimentation, une hygiène défectueuse, les méiopragies laissées par des affections antérieures qui ont pu amoindrir le pouvoir d'élimination et la perméabilité du rein, la qualité du foie et son rôle antitoxique, la contractilité du cœur et la perfection de son système valvulaire. Bon nombre de ces altérations trouvent leur origine dans l'alcoolisme du sujet, dans une syphilis méconnue ou mal soignée.

C'est encore une complication que la simultanéité de pustules multiples; il est certain que plus il y a de foyers, plus il y a de bactéridies et conséquemment de toxines mises en circulation. Le fait est rare, mais il existe : Bourgeois a vu deux pustules sur l'avant-bras d'un garçon boucher ; Raimbert cite le cas d'un berger qui en eut trois ; de même Thomassin. Le Docteur Le Roy des Barres, dans son service de l'Hôpital de Saint-Denis, vit, chez un crinier, une pustule à la nuque et, trois jours après, deux pustules sur le côté gauche du cou ; il observa de même, chez un mégissier, deux pustules au menton, à trois jours d'intervalle. Des auteurs ont signalé jusqu'à sept pustules contemporaines : peut-être ne s'agissait-il que de vésicules un peu éloignées du centre de l'escarre principale, et escarrifiées à leur tour à la suite du grattage.

Une complication fort ennuyeuse, et qu'il faut s'efforcer d'éviter, c'est la suppuration par infection secondaire, le plus souvent à la suite du grattage ; on a vu se développer ainsi au niveau d'une pustule maligne de véritables phlegmons avec de vastes décollements et des désordres anatomiques considérables. On a prétendu, il est vrai, que l'antagonisme qui existe entre les pyogènes et la bactéridie était de nature à entraver la pullulation de cette dernière ; mais c'est un remède discutable et nous pouvons fort bien guérir le charbon, sans nous abaisser à chercher des alliés parmi des agents pathogènes, dont nous ne pouvons pas nous vanter, *a priori*, d'orienter et de limiter l'action. Pour notre part, dans les cas où nous avons eu à constater la présence d'une infection secondaire, nous avons toujours été contraints de la reconnaître comme très désavantageuse pour le malade. On a signalé aussi, dans les cas d'œdème malin surtout, la possibilité de la propagation de l'œdème aux voies respiratoires supérieures et on a constaté des morts par asphyxie, consécutives à un œdème de la glotte au cours de l'évolution d'un charbon.

Assez souvent, nous avons observé de l'ictère et de la congestion du foie, dont la fonction antitoxique se trouvait fortement sollicitée par les toxines bactéridiennes.

Les vomissements et la constipation, sans mériter à proprement parler le titre de complications, sont cependant souvent fort gênants.

Le rein peut aussi être lésé ; nous avons observé parfois la diminution de la quantité des urines, et, très souvent, de l'albuminurie.

La pustule maligne de la lèvre supérieure peut se compliquer de phlébite des sinus, et présente de ce fait une gravité spéciale. D'une façon générale, les pustules de la face, du cou et du tronc, sont d'un pronostic plus réservé que celles des membres.

L'intoxication du cœur se traduit parfois par de la myocardite, avec assourdissement des bruits, des tendances syncopales, de la mollesse du pouls.

En même temps que le charbon, une autre affection peut être inoculée, par exemple le tétanos, et tous deux évoluent pour leur propre compte. Le Docteur LE ROY DES BARRES eut, en 1875, l'occasion de soigner, à Saint-Denis, un homme qui avait une pustule de la cuisse. Le malade, en bonne voie, semblait presque entièrement guéri, lorsqu'il mourut du tétanos.

Mais le système nerveux, intoxiqué par les seuls produits charbonneux, peut présenter des convulsions, d'aspect tétaniforme ; il est même fréquent d'observer du délire chez les alcooliques et parfois des phénomènes d'apparence méningée, avec convulsions et contractures.

Jadis on observa, à la suite du charbon, après la guérison, des lésions cicatricielles disgracieuses et gênantes, le plus souvent à la suite des cas d'infection secondaire, avec suppuration interminable, mais aussi à la suite de l'exérèse large dans les traitements chirurgicaux. Aujourd'hui, que l'on sait mieux mettre les lésions à l'abri, sous des pansements propres, ces complications sont d'ordre exceptionnel. Il faut même être très ménager des cautérisations par les caustiques ou le fer rouge, car bien souvent le malade est guéri de son charbon, bien avant que soient réparés les dégâts causés par l'intervention ; au visage, aux paupières, les cicatrices retardantes et vicieuses sont particulièrement gênantes.

Il existe enfin, pour le charbonneux guéri, une désagréable suprise : c'est la récidive. Il est possible qu'une première atteinte confère l'immunité, mais alors cette immunité est certainement de courte durée ; en effet, nous avons observé, nous-mêmes, un malade qui eut, le 23 septembre 1907, une pustule du cou, et une seconde, le 6 mars 1911, sur la joue.

M. J. Cavaillé vit, à Mazamet, en 1907, un sabreur avoir deux pustules en quinze jours, et aussi un délaineur qui, de mars 1903 à décembre 1907, eut le charbon quatre fois. Peut-être ces récidives n'ont-elles eu lieu que parce que l'atteinte première avait été légère ; cependant, dans les cas même légers, il existe une diffusion, dans l'organisme, des toxines secrétées au niveau de la lésion locale ; et il serait logique, dans ces conditions, de se croire en droit de compter sur une immunité acquise. Il serait intéressant de constater une récidive, chez un malade ayant été très gravement infecté, avec, par exemple, passage de la bactéridie dans le sang ; mais nous n'avons jamais été à même d'observer ce fait.

Traitement.

Nous avons vu déjà que, quoi qu'on en ait dit, la prophylaxie du charbon humain est très difficile et, qui plus est, illusoire. Vacciner, comme les troupeaux, les hommes qui, de par leurs occupations, peuvent être spécialement exposés, est un procédé qui n'entrera pas de sitôt dans nos mœurs. Stériliser les matières premières est absolument inefficace, et même dangereux en donnant la notion fausse d'une sécurité trompeuse. Nous avons démontré que les moyens si divers, préconisés dans ce but, n'ont de commun que leur inutilité ; leur multiplicité, du reste, montre qu'aucun n'est vraiment bon.

Mais fort heureusement, s'il ne faut pas songer à prévenir le charbon, il est, par contre, possible de le guérir. Après avoir tâtonné, cherché et expérimenté nombre de procédés, la thérapeutique est arrivée à posséder des agents et une méthode, en lesquels le médecin et le malade peuvent, à juste titre, placer toute leur confiance.

Les différents procédés qui, tour à tour, ont eu la vogue peuvent se ranger sous les chefs suivants : Abstention, Traitement chirurgical, Méthode des injections interstitielles, Traitements empiriques, Traitement fondé sur l'antagonisme microbien qui existe entre le pyocyanique et la bactéridie charbonneuse, Sérothéraphie et corps immunisants ou prétendus tels, enfin Traitement mixte et éclectique, qui nous a toujours donné des résultats excellents et réguliers.

Abstention. — La guérison spontanée du charbon humain, dans un nombre de cas assez important, pouvait légitimer l'expectative et l'élever à la hauteur d'une méthode thérapeutique, même quand elle n'était pas, comme aujourd'hui, puissamment armée. Il nous est arrivé, dans certains cas, d'apparence légère, de borner là tout notre traitement, nous tenant seulement prêts à intervenir énergiquement, au cas où l'état du malade serait venu à le commander.

Dans bien des circonstances, suivant le mot de Enaux et Chaussier, en matière de charbon « la nature se suffit à elle-même ». Bourgeois, qui dit avoir soigné en Beauce de huit à neuf cents charbons, prétend que les deux tiers des cas guérissaient spontanément, abandonnés à eux-mêmes, sans traitement.

Traitement chirurgical. — Deux méthodes sont préconisées : l'exérèse au bistouri de la pustule et des tissus voisins, la destruction par le fer rouge de toute la région malade.

Exérèse. — L'idée d'extirper la pustule est très ancienne ; dans un traité de Pathologie de Nélaton, de 1844, on en trouve déjà exposé le manuel opératoire. Inciser en croix la pustule, relever les quatre lambeaux, les disséquer l'un après l'autre et les enlever. L'incision doit être assez large et assez profonde, pour que l'opérateur soit sûr d'enlever absolument tous les tissus infectés. Une seule bactéridie, laissée dans les tissus, rend l'intervention inutile et permet au mal de continuer sa marche. Nélaton a vu des exérèses répétées jusqu'à trois fois sur le même malade, sans arriver à circonscrire le foyer et à enrayer son extension. Rien n'a été, à l'heure actuelle, changé à ce procédé, dont Nélaton, lui-même, avait vu les nombreux inconvénients. D'abord il est très douloureux, au point de nécessiter parfois l'anesthésie générale. Il est infidèle, on ne sait jamais au juste où s'arrête la zone infectée, et c'est au hasard que l'on promène autour d'elle la lame du bistouri, au risque de faire une exérèse insuffisante. De plus, au cours de l'opération, les vaisseaux sanguins, congestionnés, turgescents, sont largement ouverts, ce qui permet le passage rapide et facile de la bactéridie dans le sang et sa généralisation. Enfin les pertes de substances sont tellement importantes qu'elles entraînent, même dans les cas les plus favorables où le charbon est jugulé, une convalescence très longue, parfois compliquée d'hémorragies secondaires et des cicatrices toujours disgracieuses et souvent fort gênantes au point de vue fonctionnel.

Cautérisation. — On a proposé aussi d'agir par le fer rouge ; on se sert maintenant du thermocautère. Les anciens auteurs insistent sur la nécessité de faire une cautérisation suffisante, en largeur et en profondeur. Ils conseillent, pour rendre la chose plus aisée, dans les cas où la lésion est grosse et importante, de l'inciser en croix ou même de l'exciser, en tout ou en partie, pour faciliter l'action du cautère.

Le docteur Bodin se sert actuellement du couteau ordinaire du thermocautère, qu'il enfonce perpendiculairement, dans les tissus, à une profondeur de 1 centimètre et demi environ. Il fait dans l'escarre, dans l'aréole vésiculaire, et au besoin dans le bourrelet œdémateux, des couronnes concentriques de pointes de feu, chaque pointe de feu étant distante des autres d'environ un centimètre. Il en résulte que toute la région malade se trouve pour ainsi dire lardée de cautérisations. Le docteur Bodin préfère cela à la destruction massive et totale qui, dit-il, sans être plus efficace, est beaucoup plus douloureuse, plus longue, et qui crée des dégâts sensiblement plus considérables.

Une modification de la méthode consiste dans l'emploi des caustiques chimiques. Nélaton classe par ordre de préférence la poudre de Vienne, la pâte caustique au chlorure de zinc, le chlorure d'antimoine, le nitrate acide de mercure, les acides azotique et sulfurique. Il recommande de préparer leur action par une incision ou une excision préalables.

La chaleur et les agents chimiques ont eu aussi leurs partisans ; Denonvilliers obtint, par le fer rouge, un beau succès chez un homme qui portait, au niveau de la partie inférieure du sterno-mastoïdien droit, une pustule dont l'escarre atteignait les dimensions d'une paume de main, et alors que les symptômes généraux étaient apparus depuis trois jours déjà. Bourgeois préférait les caustiques chimiques, trouvant le fer rouge infidèle. Il promenait circulairement sur l'escarre un crayon de potasse caustique et le faisait pénétrer assez profondément, pour atteindre les tissus encore vivants, ce qui se reconnaissait à une légère hémorragie. Il faisait ainsi une sorte de cratère de 5 à 6 millimètres de profondeur, dans lequel il laissait un fragment de potasse. Le lendemain, il renouvelait au besoin la cautérisation, ayant bien soin de détruire par la potasse toutes les petites vésicules ou phlyctènes qui pouvaient se former.

Les vétérinaires de la Beauce employaient très volontiers le sublimé, dont ils inséraient des grumeaux sur la zone malade incisée ou scarifiée. C'était très douloureux, et on a cité des cas d'intoxication mercurielle.

Le Docteur Schwan conseillait d'appliquer sur les parties scarifiées le décocté d'écorce de chêne de Hahnemann. Muskett employait dans les mêmes conditions la poudre d'ipéca, qu'il considérait comme le bactéricide spécifique du charbon.

Quel que soit le caustique employé, fer rouge ou substance chimique, la cautérisation est douloureuse, aveugle, et pouvant dépasser l'importance du mal ou rester insuffisante. Enfin, son efficacité n'est nullement certaine dans tous les cas et elle cause des délabrements très importants avec cicatrisation lente et vicieuse. Nous avons vu nous-mêmes à l'Hôpital de Saint-Denis des malades guéris de leur charbon, en trois à cinq jours, mettre trois semaines à un mois pour combler la perte de substance qu'avait occasionnée une thermocautérisation trop énergique. La constatation de ce fait, plusieurs fois répété, nous rendit très ménager en fait de cautérisations et nous eûmes par la suite tout lieu de nous en féliciter.

Méthode des injections interstitielles. — Davaine le premier, pour enrayer la progression de la bactéridie charbonneuse, eut l'idée de faire autour de la lésion, avec la seringue de Pravaz, des injections antiseptiques en couronne. Il se servit d'abord de l'iode, en solution aqueuse, à un pour quatre mille ; voici sa formule :

Iode........................	0 gr. 25 centig.
Iodure de potassium..........	0 gr. 50 centig.
Eau distillée................	1 litre

Les injections doivent être pratiquées matin et soir, de façon à circonscrire exactement la lésion. Suivant les goûts de chacun, on peut, à chaque séance, faire un nombre restreint de piqûres en injectant dans chacune une forte dose, par exemple trente gouttes en quatre ou cinq piqûres, ou bien faire des piqûres multiples et rapprochées, en n'instillant dans chacune que 2 à 3 gouttes de liquide.

Verneuil adopta cette méthode et en fit le complément de la cautérisation ; il lardait, de pointes de feu profondes, l'escarre et les tissus voisins, puis il faisait avec la seringue de Pravaz une couronne de piqûres, avec une solution aqueuse de teinture d'iode à un pour cent, ou un pour deux cents. Ces piqûres, espacées de cinq à dix millimètres, étaient répétées toutes les deux ou trois heures, jusqu'à arrêt du processus pathologique. Verneuil, en outre, recommandait de donner au malade, par la bouche, deux à quatre gouttes de teinture d'iode, toutes les deux heures, et de recouvrir la région malade avec un pansement antiseptique au sublimé ou au naphtol camphré. On a essayé avec un égal succès des solutions plus fortes ; en voici une formule :

R	Iode....................	0 gr. 10 centigrammes.
	Iodure de potassium......	0 — 20 —
	Eau distillée............	10 grammes.

On en injecte matin et soir vingt gouttes, en quatre ou cinq piqûres, jusqu'à ce que l'œdème s'affaisse.

Auger a employé de même de la teinture d'iode.

Mais l'eau iodée est très douloureuse ; aussi d'autres auteurs ont-ils eu l'idée de la remplacer par l'acide phénique : parmi eux, Trélat et Chauffard. Ce dernier fait, chaque jour, dix injections, d'un centimètre cube chacune, d'acide phénique au centième. Le docteur Bodin, de Rennes, emploie l'eau phéniquée en injections hypodermiques traçantes et continues, de façon à circonscrire exactement la lésion. Il est nécessaire de recouvrir ensuite d'un pansement antiseptique.

Roger recommande de faire les injections antiseptiques, non seulement autour de la lésion, mais aussi dans les ganglions correspondants. Le Dr Le Roy des Barres obtint, avec cette méthode des injections interstitielles, de très beaux résultats, puisque, de 1875 à 1904, il a soigné 104 cas de charbon avec seulement onze décès. Le procédé a, sur les méthodes chirurgicales, le gros avantage d'une douceur relative, avec une efficacité au moins égale, sinon supérieure. Il ne cause pas de gros délabrements et laisse après lui le minimum de cicatrice, permettant ainsi une guérison rapide.

Traitements empiriques. — Nous classerons, sous ce titre, des moyens vraiment scientifiques, mais peu employés, et aussi des remèdes populaires.

Muskett considérait l'ipéca comme l'antiseptique de choix à employer contre le charbon. Il délayait de la poudre dans l'eau et appliquait cette pâte sur la lésion, à laquelle il ne faisait ni incisions, ni scarifications.

Davier-Colley, de Londres, vante les bons effets de l'ipéca employé intus et extra.

Nélaton obtint des résultats heureux, en appliquant, sur la pustule, des feuilles de noyer. Lucco était partisan de l'onguent mercuriel qui lui donna des succès.

Les empiriques ont donné aussi de nombreuses recettes, parfois couronnées de succès, en apparence, du fait que fréquemment le charbon se guérit spontanément et aussi qu'on les appliquait souvent à des lésions considérées, à tort, comme charbonneuses. On a essayé tour à tour le vinaigre, l'écorce de chêne, l'encens, le citron, le mélange de sel et de jaune d'œuf, la bile de bœuf desséchée, le mélange de savon et de crème, l'ail, l'oignon, le poivre, la moutarde, le savon.

Traitement fondé sur l'antagonisme microbien, la pyocyanase. — Le Dr Delarbre, dans sa thèse de 1908, a bien fait ressortir l'antagonisme existant entre le bacille pyocyanique et la bactéridie charbonneuse. La question, du reste, avait été étudiée déjà par Bouchard et Charvin, par Woodhead et Wood.

Le Dr Delarbre posait les conclusions suivantes, résultant de son expérimentation sur le lapin :

1° Les cultures mixtes de charbon et de pyocyanique présentent une virulence atténuée, au point de vue du charbon, et une altération morphologique du bacille charbonneux ; il en est de même pour les cultures de charbon dans la toxine pyocyanique, ou dans du bouillon additionné de pyocyanase. (Le cobaye injecté avec une pareille culture meurt en sept jours au lieu de quarante heures.)

2° Les injections préventives de pyocyanase, précédant l'inoculation du charbon de quelques heures à deux jours, sont impuissantes à enrayer la maladie chez le cobaye et le lapin.

3° Les cultures des diverses races de pyocyanique (A. F. P. S. etc.) possèdent un pouvoir curatif contre le charbon, si on les fait agir sept heures et même vingt-quatre heures, après l'inoculation charbonneuse pratiquée au lapin ou au cobaye. Les deux injections doivent être pratiquées au même point chez le lapin, elles peuvent être faites en des endroits différents chez le cobaye.

Cette action curative est rarement suffisante dans les cas d'animaux inoculés avec du sang charbonneux, ou des cultures provenant directement de l'animal ; cependant, dans des expériences récentes, on a vu guérir des cobayes piqués avec des aiguilles chargées de sang ou d'œdème charbonneux, et un lapin résister à la dose considérable d'une goutte de sang charbonneux, ces sujets ayant reçu la pyocyanase quelques heures après l'inoculation virulente.

4° Les lapins vaccinés contre le bacille pyocyanique sont réfractaires au charbon.

Le Dr Louis Fortineau, de Nantes, eut l'idée d'étendre au mouton les expériences faites sur le lapin, et, dans une communication du 14 juin 1910 à la Société Médico-Chirurgicale, il fit connaître les résultats qu'il avait obtenus et que nous analyserons ci-dessous :

Fortineau donna la préférence aux inoculations hypodermiques, comme donnant des résultats plus constants que la voie digestive. Il fallait arriver à calculer la quantité de culture convenable pour obtenir des effets de gravité comparable à celle des cas de charbon naturel. Dans les cinq premières expériences, l'inoculation trop forte enleva l'animal très rapidement. Dans la sixième, l'inoculation fut, au contraire, trop faible et le mouton guérit avec une facilité trop grande pour qu'on pût en tenir compte. Dans la septième et la huitième expérience, Fortineau arriva à réaliser un charbon en tous points comparable au charbon naturel. Il injecta la pyocyanase au même point où avait été inoculé le charbon et obtint la guérison respectivement en 12 et 9 jours. Les animaux, sacrifiés deux mois après, avaient leurs organes absolument normaux.

Voulant aller plus loin, dans une neuvième expérience, l'auteur inocula deux brebis au flanc droit avec un demi-centimètre cube de bouillon de culture charbonneuse de 24 heures. Six heures après, il y avait au point d'inoculation un œdème de cinq centimètres de diamètre. La brebis A reçut au flanc gauche 10 centimètres cubes de pyocyanase. La brebis B fut laissée sans traitement.

Le lendemain, la brebis A allait parfaitement bien, la brebis B donnait des signes manifestes d'infection. Vingt-quatre heures après l'inoculation, la brebis A était très bien, l'état de la brebis B s'aggravait d'heure en heure et on lui fit au flanc gauche dix centimètres cubes de pyocyanase. Le quinzième jour après leur inoculation, les deux brebis étaient guéries et la pyocyanase semble nettement avoir entravé la marche du charbon ; en outre, cette pyocyanase n'est pas dangereuse : un chien de cinq kilos en supporte, sans troubles, 50 centimètres cubes à la fois sous la peau. Cependant chez l'homme, l'injection de 0,10 à 0,30 centigrammes en solution au 1/5 ou 1/20, provoque une dermatite érythémateuse d'une durée de quatre à cinq jours.

Le Dr Fortineau eut l'occasion d'appliquer son traitement à plusieurs cas de charbon humain. Parmi les cas publiés par cet auteur, nous citerons le cas suivant : le 3 mai 1910, une brossière a une puce maligne de la région malaire gauche, le lendemain la lésion s'est affirmée et étendue. Le 3e jour on appelle un médecin, qui trouve une pustule typique avec une escarre de 2 centimètres de diamètre ; il la cautérise et institue le traitement de Verneuil par les injections interstitielles d'eau iodée à 1/1000.

Le quatrième jour, le Dr Fortineau voit la malade; température 37°8; pouls 120. Langue sale, état général assez bon. Œdème énorme, prenant l'œil et la moitié de la joue. Ganglions sous-maxillaires gros et douloureux. On injecte quelques gouttes de pyocyanase sous l'escarre, mais le liquide reflue; on en injecte alors trois centimètres cubes dans la profondeur. Le lendemain (cinquième jour de la maladie), l'état s'est aggravé; on injecte trois centimètres cubes de pyocyanase dans l'escarre et quatre au-dessous d'elle. Dans la nuit, la malade se sent mieux, la marche des symptômes semble s'être arrêtée. A partir de ce moment, c'est-à-dire au lendemain de la deuxième injection de pyocyanase, l'évolution est enrayée ; l'état de la malade s'améliore graduellement. Le 13 juin, 37 jours après le début de la maladie, la femme est guérie, même de la perte de substance consécutive à la chute des escarres. L'auteur croit pouvoir expliquer ces bons effets par un antagonisme existant entre le pyocyanique et la bactéridie charbonneuse, plutôt que par l'action des lipoïdes. En effet, c'est par la notion d'un pareil antagonisme que l'on pourrait interpréter la résistance au charbon des lapins vaccinés contre le pyocyanique, résistance qui persiste encore jusqu'à 2 mois et 5 mois 1/2 après cette vaccination.

Traitements immunisants.

Sérothérapie. — Plusieurs expérimentateurs ont eu l'idée de traiter le charbon, comme on le fait pour nombre de maladies infectieuses, en provoquant dans l'organisme du malade des réactions humorales de défense ou en lui fournissant des anticorps tout préparés; les uns se sont adressés à des produits charbonneux, les autres au sérum d'animaux réfractaires ou réputés tels; d'autres enfin au sérum d'animaux artificiellement immunisés.

I. *Toxines.* — Toussaint avait cru réaliser l'immunisation, en injectant des toxines qu'il obtenait en chauffant à 55 degrés, pendant dix minutes, du sang charbonneux. Mais, en réalité, les bactéridies n'étaient pas tuées, elles étaient simplement atténuées et tout revenait à une vaccination.

Roux et Chamberland donnèrent aux animaux de laboratoire une immunité passagère, en leur injectant du sang charbonneux chauffé, en plusieurs fois, à 58 degrés.

Hankin et Wesbrook, en 1889, ont retiré, des bactéridies, une albumose dont les effets immunisants se montrèrent variables. Petermann, reprenant leurs recherches, conclut à l'inefficacité de cette albumose.

Marnier, en 1895, traita à basses températures des cultures charbonneuses en eau peptonée et en retira une toxine qui n'avait pas les réactions des albuminoïdes et avec laquelle il immunisa des animaux. De même firent Bruger et Frankel, Lando-Landi, Sideney Martin et de Christmas. Tiberti,

Galeotti, Paladino, Blandini retirèrent de la bactéridie des nucléines. Galeotti obtint une immunité active chez le lapin, dont le sérum devint même préventif et curateur.

Enfin le docteur Boidin étudia les « toxines adhérentes » de la bactéridie charbonneuse, localisées dans la capsule graisseuse. Les extraits éthérés et chloroformiques de bactéridies donnent, injectés en émulsion, des troubles locaux, et, si on les solubilise au préalable dans l'huile d'olive, des troubles généraux. Mais jusqu'à présent, aucun résultat pratique et vraiment thérapeutique n'a été obtenu avec l'usage des diverses toxines charbonneuses.

II. *Sérum des animaux réfractaires.* — Le fait que certaines espèces animales jouissent du privilège d'être sinon absolument réfractaires, mais du moins très résistantes à l'égard du charbon, devait forcément amener à essayer l'emploi de leur sérum dans un but thérapeutique. C'est ce qu'avaient pensé Behring, Ogata, Jasuhara, qui s'adressèrent au sérum du rat, du chien, du renard, de la poule et des animaux à sang froid.

Mais Roux, Metchnikoff, Petermann, Enderlen, Roudenko, Enriquez, Sérafini, Terni montrèrent qu'aucun animal ne possédait contre le charbon une immunité absolue et que, si le sérum de rat exerce, *in vitro*, une légère action bactéricide sur les formes bactéridiennes du charbon, il n'influence nullement les spores et que, *in vivo*, ce même sérum de rat est incapable d'empêcher l'infection charbonneuse d'un animal d'expérience.

III. *Sérum des animaux artificiellement immunisés.* — Ces tentatives n'ayant donné aucun résultat pratique, Marchoux en France et Sclavo en Italie essayèrent d'immuniser contre le charbon, par la méthode pasteurienne, des animaux dont ils se proposaient d'utiliser ensuite le sérum à titre curatif. Nous avons vu déjà, au commencement de notre étude, la façon de procéder pour immuniser les animaux par les deux vaccins de Pasteur, puis de les rendre capables de fournir un sérum efficace, en les habituant, progressivement, à supporter des inoculations charbonneuses virulentes, de plus en plus fortes. Les résultats obtenus par l'injection sous-cutanée de sérum anti-charbonneux sont des plus encourageants. Nous croyons lui devoir la plus grande part dans les succès que nous avons obtenus, d'une façon constante, à l'hôpital de Saint-Denis, avec 107 guérisons sur 111 cas, guérisons obtenues dans un temps excessivement restreint, de cinq à onze jours, sans soins désagréables ni douloureux, et sans séquelles.

En Roumanie, on fait de la sérothérapie le traitement unique du charbon; dans les cas graves, on a même essayé avec succès de faire du sérum intraveineux.

Nous avons vu, le même jour, entrer à l'hôpital deux charbonneux : l'un semblait assez sérieusement infecté, et on lui inocula de suite 30 centimètres cubes de sérum anticharbonneux ; au bout de deux jours et demi, il était guéri; le second semblait au contraire très légèrement atteint et on se borna à faire une cautérisation légère, mais au bout de trois jours la lésion avait évolué, l'état général était devenu grave, on recourut alors au sérum, et en trois jours la maladie fut enrayée. Les choses se passèrent exactement de même pour un autre malade au sujet duquel nous avions pensé pouvoir garder l'expectative; son état empira si bien au bout de trois jours qu'il fallut, pour le tirer de danger, lui inoculer 30 centimètres cubes de sérum le premier jour et 20 le lendemain.

Traitement mixte.

C'est celui que nous avons appliqué dans le service du Docteur Villière, et nous allons essayer de le décrire. Disons de suite que la condition la plus importante de la réussite est la précocité du traitement. Marchoux admet que, passé 24 heures après la contagion, son sérum cesse d'être efficace. Il nous a semblé qu'il en est autrement, et que le traitement mixte que nous avons adopté avait, dans plusieurs cas, permis de sauver des malades dont le sang de la circulation générale était déjà infecté par les bactéridies. En réalité, nous avons toujours vu, à quelques rares exceptions près, que le diagnostic précoce est possible. A la moindre lésion, ressemblant de près ou de loin à un charbon, le malade est averti par ses camarades, par son expérience personnelle ou par la surveillance attentive des chefs d'atelier. On le conduit à l'hôpital, où l'Interne de garde l'examine immédiatement et contrôle, par le microscope, le diagnostic clinique. Si le malade est reconnu charbonneux, on le fait entrer à l'hôpital et on commence le traitement.

Le charbon étant une maladie d'abord locale, puis générale, il est logique (et les résultats expérimentaux vérifient cette manière de voir) de faire d'emblée un traitement local, suivi et complété au besoin par un traitement général ; ces deux indications et ces deux thérapeutiques se trouvent à notre sens condensées dans les deux mots de la formule suivante : « thermocautère, sérum anticharbonneux. »

Traitement local. — *Thermocautère.* — La première chose à faire est de détruire, au point d'inoculation, le foyer dans lequel pullulent les bactéridies et où s'élaborent les toxines. Pour cela, avec le couteau du thermocautère on détruit l'escarre, puis on le promène sur l'aréole vésiculaire ; on peut, dans les cas graves (mais nous n'avons jamais eu l'occasion d'en voir de semblables, les malades venant très précocement se faire soigner), faire d'emblée avec la pointe fine, quelques cautérisations profondes en couronne, dans le bourrelet œdémateux. La cautérisation doit être assez étendue et assez profonde, pour jouer le rôle destructeur qu'on escompte; mais il faut se garder d'exagérer et de faire des dégâts hors de proportion avec les nécessités de la thérapeutique. Il nous est arrivé à nous-mêmes, au début, d'avoir la main lourde et de voir un malade, guéri de son charbon en cinq à six jours, obligé de porter ensuite pendant des semaines entières un pansement gros et gênant, destiné à assurer la guérison de notre thermocautérisation trop énergique. Multiples en sont les inconvénients : douleur, gêne causée par le pansement, soins ennuyeux, prolongation de la période pendant laquelle le malade doit suspendre tout travail, enfin cicatrices disgracieuses, quand elles ne sont pas, par surcroît, gênantes au point de vue fonctionnel. Donc, en résumé, thermocautérisation d'emblée, mais thermocautérisation prudente, exactement proportionnée aux nécessités du traitement, en aucun cas faite à l'aveuglette.

Il est nécessaire, après la cautérisation, pour empêcher les infections secondaires et aussi pour soulager le malade, d'appliquer sur la région un pansement humide, non recouvert de tissu imperméable, bien chaud, stérilisé ou, de préférence, antiseptique ; l'eau oxygénée et l'eau alcoolisée semblent répondre à toutes les conditions désirables.

Il nous faut signaler aussi, au sujet du traitement local, un adjuvant de la thermocautérisation, que nous avons, il est vrai, rarement eu besoin d'employer, mais qui, exceptionnellement, dans des cas particulièrement graves, nous a donné de bons résultats : nous voulons parler des injections interstitielles, autour du foyer charbonneux, suivant le procédé de Verneuil avec l'eau iodée ou l'eau oxygénée. Nous ne décrirons pas ce mode de traitement, qui ne nous est nullement personnel et que nous avons eu déjà l'occasion de détailler. Nous tenons seulement à reconnaître et à dire que chez plusieurs malades, dont les pustules tendaient à s'accroître, malgré la thermocautérisation initiale, ou qui ne nous semblaient pas rétrocéder avec une suffisante rapidité, nous nous sommes fort bien trouvés d'appliquer, par surcroît, la méthode de Verneuil, dont l'emploi auxiliaire, dans de pareilles circonstances, semble formellement indiqué.

La plaie étant ainsi traitée, le malade est tenu au lit, au régime lacté, avec des boissons abondantes; on surveille attentivement la régularité des selles,la quantité des urines,au point de vue albumine notamment.

Si les ganglions de la région intéressée sont gros et douloureux, on se trouve bien le plus souvent de quelques applications d'onguent mercuriel belladonné ou de pansements humides chauds et répétés. Par-dessus tout,on prend fréquemment et avec soin la température et le pouls, de façon à pouvoir, si des indications apparaissent, commencer sans retard la sérothérapie.

Traitement général. — *Sérothérapie.* — Si des signes d'intoxication se montrent (d'abord céphalée, puis courbature, anorexie, nausées, vomissements), si la température s'élève et que le pouls s'accélère, si la lésion locale s'étend au lieu de décroître, si, à plus forte raison, la respiration s'accélère, et que les urines soient modifiées, en un mot si l'état général est manifestement altéré, alors il y a lieu de recourir sans retard au sérum.

Ce sérum anticharbonneux est fabriqué par l'Institut Pasteur de Paris, qui le livre dans de petits flacons en verre vert, d'une contenance de dix centimètres cubes, fermés avec un petit bouchon de caoutchouc paraffiné.

Ce sérum s'emploie en injections hypodermiques. Nous les faisons habituellement dans le tissu cellulaire sous-cutané de la paroi abdominale ou de la face externe de la cuisse. On évite, en enfonçant l'aiguille, d'embrocher les veines visibles de la paroi. Bien entendu, cette injection doit se faire avec l'asepsie d'usage en pareil cas : désinfection des mains de l'opérateur, stérilisation des instruments, désinfection de la peau du malade par l'éther ou la teinture d'iode. L'instrument que nous avions l'habitude d'employer était la seringue de verre, du modèle Lüer, d'une capacité de vingt centimètres cubes, munie de son embout métallique et d'une aiguille à sérum du modèle ordinaire. L'injection, poussée avec lenteur, une fois terminée, nous mettions sur l'orifice une goutte de teinture d'ode. Lorsque, par hasard, dans les heures suivantes, le malade accusait au niveau de son injection une légère souffrance, nous l'avons toujours facilement soulagé par l'application d'un pansement humide chaud stérilisé.

Comme doses, il nous a semblé qu'il était préférable d'injecter d'emblée vingt à trente centimètres cubes de sérum, que l'on renouvelle le lendemain, si la température n'est pas tombée. Rarement nous avons été obligés de recourir au sérum plus de trois jours de suite. Le plus souvent, la dose initiale de trente centimètres cubes a fait baisser sensiblement la température et a modéré les symptômes ; une nouvelle dose, de vingt centimètres cubes cette fois, administrée le lendemain, faisait d'ordinaire tout rentrer dans l'ordre. Lorsque, accidentellement, les choses n'allaient pas ainsi, nous faisions, le troisième jour, une nouvelle injection de vingt centimètres cubes.

Toujours nous avons pu nous louer des bons effets du sérum. Rapidement le malade devenait moins anxieux, plus calme, les maux de tête s'atténuaient, les urines devenaient plus abondantes et, en règle générale, la lésion locale s'arrêtait dans son évolution.

Il semble que dans les cas désespérés, où il importe d'agir vite à tout prix, le médecin doit être autorisé à faire l'injection sérique intraveineuse. Le fait a été pratiqué plusieurs fois sur les animaux, et les résultats obtenus ont montré, en Roumanie, que tant que le collapsus et l'hypothermie n'étaient pas installés, on pouvait, par la voie veineuse, traiter efficacement des animaux très gravement atteints. C'est là une ressource, qui, en pareil cas, mériterait d'être utilisée en médecine humaine.

En regard des bons effets du sérum anticharbonneux, nous n'avons pas eu, au cours des nombreuses injections que nous avons pratiquées, l'occasion d'enregistrer un seul accident.

Les précautions habituelles de propreté chirurgicale, rigoureusement observées, nous ont mis à l'abri des abcès. Nous n'avons jamais vu chez nos malades les accidents sériques que nous avons vus souvent à la suite de la sérothérapie antidiphtérique ou antitétanique : jamais d'éruptions sériques, jamais d'urticaire, jamais d'arthralgies, aucun phénomène anaphylactique. Tout au plus, quelques sujets pusillanimes ont accusé un peu de douleur au moment de l'injection ou dans les heures suivantes, mais cela n'a rien de spécial au sérum anticharbonneux et nous l'avons constaté tout aussi bien après des injections de sérum physiologique ou même tout simplement de cacodylate de soude.

Cependant nous avons été conduits à employer parfois des doses de sérum anticharbonneux assez considérables, ainsi que le montre la lecture du tableau suivant, résumé de quelques-unes de nos observations.

1er cas, 30 cmc. le 1er jour.
2e cas, 30 cmc. le 1er jour.
3e cas, 30 cmc. le 1er jour.
4e cas, 30 cmc. le 1er jour + 20 cmc. le lendemain.
5e cas, 30 cmc. le 1er jour + 30 cmc. le lendemain + 30 cmc. le surlendemain.
6e cas, 30 cmc. le 1er jour. + 30 cmc. le lendemain.
7e cas, 30 cmc. le 1er jour. + 30 cmc. le lendemain + 20 cmc. le surlendemain.
8e cas, 50 cmc. le 1er jour en 2 fois + 30 cmc. le lendemain.
9e cas, 30 cmc. le 1er jour + 30 cmc. le lendemain + 20 cmc. le surlendemain.

10e cas, 30 cmc. le 1er jour + 20 cmc. le lendemain + 20 cmc. le surlendemain.
11e cas, 30 cmc. le 1er jour + 20 cmc. le lendemain.
12e cas, 30 cmc. le 1er jour + 20 cmc. le lendemain.
13e cas, 30 cmc. le 1er jour.
14e cas, 20 cmc. le 1er jour + 20 cmc. le lendemain + 20 cmc. le surlendemain.
15e cas, 30 cmc. le 1er jour + 30 cmc. le lendemain + 20 cmc. le surlendemain.
16e cas, 30 cmc. le 1er jour + 30 cmc. le lendemain + 30 cmc. le surlendemain + 30 cmc. le 4e jour.

De ce tableau il ressort que, le plus souvent, une quantité totale de 60 centimètres cubes de sérum nous permettait de juguler l'infection ; mais, dans certains cas, nous avons été obligés d'aller jusqu'à 80 et même 120 centimètres cubes de sérum et nous avons pu atteindre ces doses sans aucun inconvénient. Dans un seul cas nous avons eu une épistaxis légère.

Médications adjuvantes. — Mais la confiance, très grande et justifiée que nous avions dans le sérum anticharbonneux, ne nous a pas fait négliger, dans quelques cas d'une gravité exceptionnelle, l'emploi auxiliaire de certains médicaments que nous tenons à signaler.

C'est d'abord de l'Electrargol que nous parlerons. Ayant observé, dans tous les états infectieux, les heureux effets de l'Electrargol donné à doses suffisantes, nous avons eu l'idée d'en faire des injections à nos charbonneux et il nous a semblé que, dans ce cas aussi, nous obtenions des effets nettement satisfaisants. Mais il importe, si l'on veut retirer du médicament tout ce que l'on est en droit d'attendre de lui, d'en injecter par vingt-quatre heures, et en deux fois au moins, quarante centimètres cubes ; même il nous est arrivé d'aller jusqu'à soixante, et nous nous en sommes fort bien trouvés. Les injections ne sont pas douloureuses, et les malades les tolèrent très bien.

De même le sérum physiologique, en injections sous-cutanées de 500 centimètres cubes à un litre par vingt-quatre heures, relève heureusement l'état général du malade et sollicite la diurèse. Nous n'avons jamais essayé la protoclyse, suivant le procédé de Murphy, mais nous sommes convaincus qu'elle donnerait de bons résultats, et à l'avenir nous n'hésiterons pas à l'employer.

Lorsqu'à la période d'infection le cœur est surmené, il est bon de lui venir en aide par quelques piqûres d'huile camphrée, mais il faut bien se rappeler alors que, pour avoir un effet vraiment utile, on doit administrer, par vingt-quatre heures, cinquante à soixante centigrammes de camphre. La caféine aussi peut rendre des services, mais il ne faut pas l'employer à la légère pour ne pas surmener inutilement le myocarde. Enfin, lorsque les bruits du cœur tendent à s'assourdir, on se trouve bien, souvent, d'appliquer sur la région précordiale une vessie de glace ou des compresses chaudes.

La diurèse doit être étroitement surveillée : le sérum anticharbonneux, l'électrargol et le sérum physiologique la favorisent d'ordinaire. Dans certains cas, la lactose et la théobromine ont pu rendre des services. Il importe de laver le rein par des boissons abondantes ; on incitera le malade à boire, à boire beaucoup du lait, de la tisane, de l'eau faiblement iodée ou légèrement oxygénée.

Bien entendu, on réduira au minimum les toxines d'origine intestinale en mettant le malade au régime lacté absolu. On surveillera les selles et, dans les cas, très fréquents, où existe de la constipation, on les provoquera par des lavements huileux ou glycérinés, remplacés après la période d'état par un purgatif ou des laxatifs.

La dyspnée toxique peut être combattue assez efficacement par des inhalations d'oxygène et même, pensons-nous, les injections sous-cutanées d'oxygène pourraient rendre des services.

Enfin il est classique, et sans doute avantageux, de tonifier le malade par quelques stimulants, tels que l'alcool et le quinquina.

Le médecin n'oubliera pas qu'il est de son devoir de surveiller systématiquement les divers appareils : cœur, foie, rein, poumon, système nerveux et circulatoire, tube digestif, de façon à pouvoir dépister et combattre, dès leur apparition, les différentes complications qui pourraient se produire.

CHAPITRE III

TRAVAUX DU DOCTEUR LE ROY DES BARRES

Dès l'année 1872, l'attention du Docteur LE ROY DES BARRES, chirurgien de l'Hôpital de Saint-Denis, avait été attirée par la fréquence des cas de charbon constatés dans la localité, parmi les ouvriers travaillant dans les usines traitant le cuir, la peau ou le crin.

C'est pour nous un agréable devoir d'apporter ici un reconnaissant et respectueux hommage à l'homme de bien que fut LE ROY DES BARRES.

Chirurgien de l'Hôpital de Saint-Denis et médecin de la maison d'éducation de la Légion d'Honneur, LE ROY DES BARRES, dont l'activité était inlassable, s'attacha spécialement à l'étude du charbon.

Ses travaux avaient attiré l'attention du monde savant et des pouvoirs publics. Vice-président du conseil d'hygiène et de salubrité de la Seine, il présenta, en 1890, un volumineux rapport sur cette question.

Jusqu'alors aucune étude d'ensemble appuyée sur des observations nombreuses et suivies n'avait été publiée. Avant les travaux de LE ROY DES BARRES, aucune médication n'était donnée comme devant fournir des résultats précis. Il lui appartenait de tenter les premiers pas vers la guérison de cette maladie qu'on avait l'habitude de considérer comme mortelle dans la plupart des cas. Dans des publications faites tant au

Conseil d'Hygiène qu'à l'Académie de Médecine, on peut juger des tâtonnements auxquels fut astreint le praticien avant d'établir sa méthode de traitement. Nous puiserons largement dans les travaux de LE ROY DES BARRES et mettrons en relief, parmi ses observations, celles qui semblent présenter le plus d'intérêt, tant au point de vue de la nature du cas examiné qu'au point de vue du mode de traitement.

Dans le mémoire présenté au Conseil d'Hygiène et de Salubrité, le 14 mars 1890, LE ROY DES BARRES relève, de 1875 à 1890, 49 cas de charbon ainsi répartis.

1875	1
1880	1
1881	1
1882	2
1883	8
1884	5
1885	8
1886	3
1887	12
1888	3
1889	3
1890	2
	49

Autrefois (1), dit LE ROY DES BARRES, une seule usine de crins utilisait des produits étrangers, et c'est uniquement dans cette usine que de temps à autre se déclarait un cas de charbon.

A partir de 1880, l'industrie de la petite peau s'est développée à Saint-Denis, amenant des cas de charbon de plus en plus nombreux, les peaux traitées étant, pour la plupart, de provenance étrangère. LE ROY DES BARRES fait surtout observer que, dans des tanneries de gros cuir, aucun cas n'a été constaté; aussi

(1) Le Charbon observé à Saint-Denis (Chaix, 1890).

sa première statistique établissant la répartition par industrie se traduit-elle par les chiffres suivants :

Crins	10
Petites peaux	37
Peaux de moutons	1 douteux
	48

A ces 48 cas, il faut ajouter celui d'une petite fille de trois ans et demi, fille et sœur de mégissiers de la petite peau. Cette dernière observation a son importance, car nous la verrons renouvelée beaucoup plus tard sur une infirmière de l'Hôpital de Saint-Denis, qui contracta le charbon en embrassant son beau-père qui revenait de son travail.

Les statistiques établies par Le Roy des Barres et ses publications présentent un tel intérêt que nous avons cru devoir reproduire en grande partie ses travaux.

Les observations qu'il a faites, les renseignements qu'il a réunis permettent d'être fixé sur les dangers de contamination des peaux, d'après leur origine, comme aussi sur la morphologie du charbon et de son traitement.

Le Roy des Barres passe en revue les différentes industries de la région dionysienne, traitant le crin, la mégisserie, la petite peau pour ganterie et chaussures, et nous le suivrons dans ses investigations en tenant compte des modifications qui ont été apportées depuis la date de publication de ses rapports.

Criniers.

Les crins bruts de cheval et de bœuf sont importés dans les Etats-Unis et en Europe des contrées de l'Amérique du Sud.

Transportés à Buenos-Ayres, à Rio de Janeiro et à Montevideo, les crins sont emballés dans des toiles par paquets de 400 à 500 kilogrammes comprimés à la presse et cerclés de bandes de fer. Quant aux crins de Russie, ils viennent en France par quantités moindres : la prévention, juste ou non, qu'ils

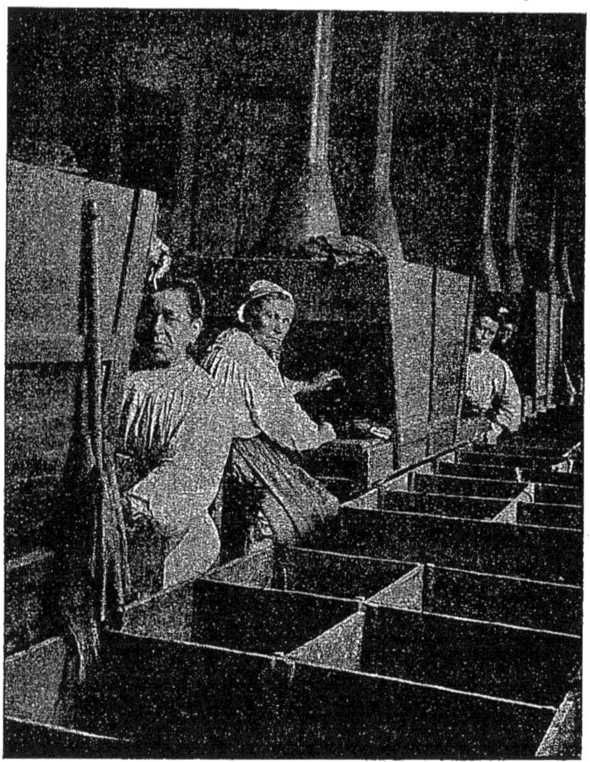

Cliche Hénault (Saint-Denis).

Fig. 5. — Les trieuses de crin.

exposent, beaucoup plus que ceux d'Amérique, au charbon les fait délaisser par le commerce.

Les crins de France, provenant des peignures de chevaux et des queues ramassées dans les clos d'équarrissage, entrent dans la fabrication pour une faible part.

Le premier travail auquel est soumis le crin est le triage.

Cette opération est faite à la main, sur des claies, par des femmes qui séparent les qualités et les couleurs.

C'est le travail que montre la figure ci-dessus. Les femmes prennent le crin, l'étalent sur une table formée d'un réseau métallique surmontée d'une hotte communiquant avec un aspirateur puissant ; elles séparent les différentes qualités et les classent dans les coffres placés à leur côté.

Le crin ainsi trié est ensuite, dans les mêmes conditions, classé par longueur, il est peigné et tordu en nattes qui sont ensuite soumises à l'action de la vapeur à 110° pendant une heure, pour fixer la frisure.

C'est donc seulement à ce moment que la stérilisation a lieu. Auparavant, l'action de la vapeur rendrait impossible le triage, le coudage et le tordage.

Chèvres, chevreaux, chevrettes.

Les peaux de chèvres, chevreaux et chevrettes proviennent :

1° De toutes les parties de l'Europe : de la Turquie, des Etats balkaniques, de l'île de Chypre et des îles Ioniennes, de, l'Autriche-Hongrie, de l'Espagne, du Portugal, de l'Italie, de la Suède (peu), de la Norwège, de la Russie (Courlande, Finlande, Kazan) et de l'Allemagne ;

2° D'Asie [Sibérie, Turquie d'Asie (Brousse), de Chine, de Perse (peu), du Turkestan et de l'Inde].

Les peaux séchées et saupoudrées de naphtaline sont, à leur arrivée, déballées, comptées et emmagasinées dans des bâtiments aérés. Les peaux fraîches ou humides sont séchées et mises en piles. Au fur et à mesure des besoins de la fabrication, les peaux prises en magasin sont portées à la trempe ou reverdissage. Plongées dans l'eau fraîche, elles reprennent l'humidité perdue et reviennent à peu près dans l'état où elles se trouvaient lors de la dépouille. Sorties de ce trempage, celles qui ont été dépouillées en fourreau (chèvres des Indes) sont fendues.

Les peaux ainsi reverdies sont mises à plat les unes sur les autres, le poil en dessous, et du côté chair on applique une mixture composée d'orpin (réalgar) et de chaux éteinte. Cette opération est exécutée par des hommes munis de gants de

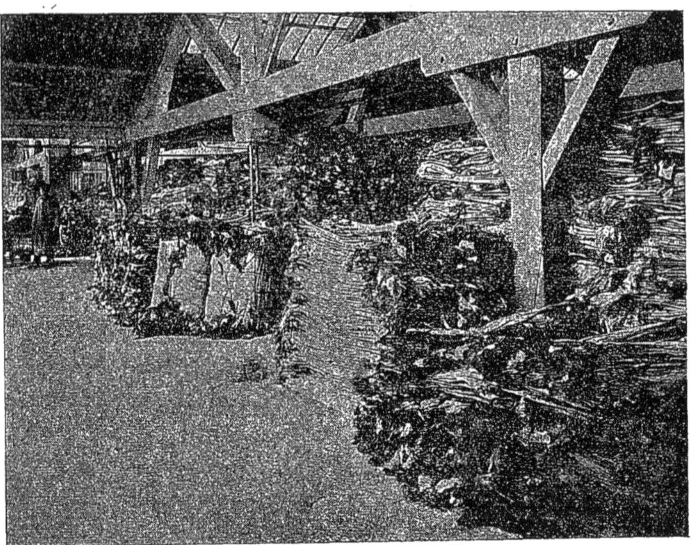

Cliché Hénault (Saint-Denis).

Fig.6. — Déballage et triage des peaux de chèvres.

caoutchouc, qui appliquent la mixture au moyen d'un pinceau de chanvre à long manche appelé guipon.

Au fur et à mesure qu'une peau est enduite, on la plie en deux, le côté chair en dedans, et on la laisse au repos 24 heures.

Au bout de ce temps, l'épiderme étant détruit, le poil peut être retiré soit à la main, soit au moyen d'une machine appelée ébourreuse. Après un lavage abondant, les peaux sont plongées dans un bain de sulfure de sodium destiné à détruire tout ce qui peut rester d'épiderme et de poil, le derme seul devant être utilisé pour la fabrication du cuir.

Après un séjour de 24 à 48 heures dans le bain, l'opération est terminée et la majeure partie du sulfure est enlevée par un vigoureux lavage à grande eau dans un instrument en forme de cube, tournant sur deux pointes, appelé turbulent.

L'opération suivante consiste à enlever complètement, par un acide faible, la chaux ou la soude qui pourraient rester combinés à la substance peau. Cette opération constitue ce qu'on appelle la mise en confit. Ce confit peut être obtenu par fermentation du son, fermentation qui s'accompagne de la production d'acides acétique, lactique et butyrique. Suivant la destination de la peau, on fait quelquefois intervenir un confit de crotte de chien ou de fiente de pigeon ou de succédanés de ces substances naturelles qui, par la pancréatine et la pepsine qu'elles contiennent, digèrent une partie des cellules de la peau et la rendent plus souple. A partir de ce moment, la peau est prête au tannage qu'on voudra bien lui faire subir.

Si ce tannage est composé d'alun, de sel, de farine et de jaune d'œuf, il constitue le mégissage. C'est par ce procédé qu'on préparait autrefois le chevreau glacé. Si le tannage est fait au bichromate de potasse ou à l'alun de chrome, il constitue le tannage au chrome ; si la matière tannante est de l'écorce de chêne, on obtient la chèvre écorce; enfin, si la matière tannante est le sumac de Sicile, la peau prend le nom de maroquin.

A la suite de ces différentes opérations de tannage viennent se placer la teinture et le finissage, lissage, grainage, etc...

Le Dr Le Roy des Barres, dans sa première publication (1), signale 37 ouvriers atteints dans une même usine et constate la répartition suivante des cas :

(1) Chaix, 1890.

Déballage, transport des peaux brutes et emmagasinage...	8
Trempage	10
Fendage	6
Lavage et rinçage	3
Epilage	6
Confits	1
Séchage	2
Lissage	1

Comme pour les criniers, ce sont les ouvriers qui font subir aux peaux les premiers traitements qui se trouvent le plus exposés à l'affection charbonneuse. Cependant 4 ouvriers, dont 1 lisseur, travaillant la peau presque terminée, ont été contaminés.

Moutons.

La mégisserie et le tannage du mouton comprennent un nombre d'opérations au moins égal à celles que nécessite la préparation du chevreau. L'épilage doit être fait avec le plus grand soin, étant donnée la valeur de la laine, et l'emploi du sulfure de sodium comme complément épilatoire doit être proscrit. Il est remplacé par la mise au pelain de chaux, destiné au gonflement de la peau et à la destruction des dernières traces d'épiderme et de laine.

Tous les mégissiers traitant les peaux de France ignorent, ou à peu près, la pustule maligne. Mais certaines variétés de moutons étrangers sont contaminées, et les établissements utilisant les peaux d'Espagne, de Roumanie, de Buenos-Ayres, d'Australie viennent apporter leur contingent de cas de charbon.

Dans sa première publication Le Roy des Barres constate que le siège de l'affection a pris la forme de pustule maligne pour 46 cas et, seulement dans 3 cas, la forme d'œdème malin.

Au point de vue de la gravité, le siège de l'affection n'est pas indifférent ; c'est ainsi que les accidents d'infection se produisent spécialement quand la tête, le cou et la poitrine sont envahis, tandis que, sur les membres, l'affection demeure en

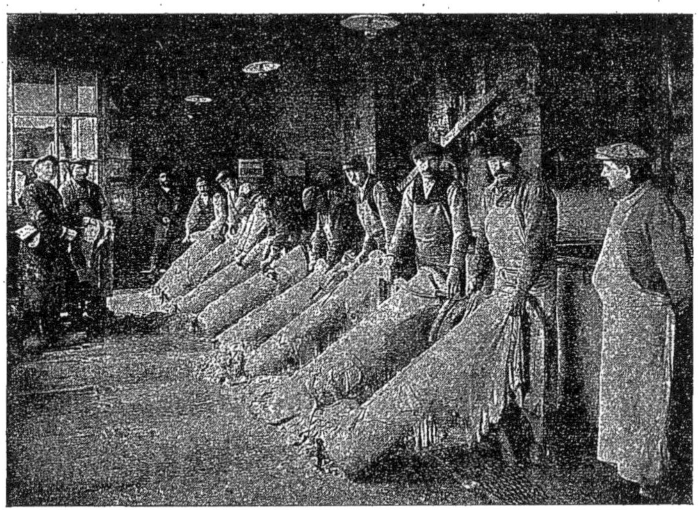

Cliché Hénault (Saint-Denis).

Fig. 7. — Mégissiers du mouton au chevalet de rivière.

général purement locale, sans qu'on puisse cependant considérer le cas comme bénin.

Parmi les 49 cas examinés par Le Roy des Barres, de 1875 à 1890, nous en relevons quelques-uns qui présentent un intérêt particulier.

OBSERVATION I

Pustule maligne à la cuisse. — Tétanos. — Mort.

R... Charles, 18 ans, ouvrier en crins, entra le 10 février 1875 à l'hôpital de Saint-Denis, salle Saint-Joseph, lit n° 3, dans le service de M. Le Roy des Barres.

Ce jeune homme, employé, dans la maison A..., au battage du crin, éprouvait depuis deux jours à la partie externe et supérieure de la cuisse droite une démangeaison assez vive, quand, le 10 février, il constata, à ce niveau, la présence d'un bouton noirâtre. Sur les conseils de ses camarades d'atelier, il se décida à se rendre alors à l'Hôpital.

A la partie supérieure et externe de la cuisse droite existait en effet une petite escarre noirâtre, entourée d'une couronne de vésicules remplies de sérosité rougeâtre. Un gonflement œdémateux blanchâtre occupait presque toute la cuisse ; les ganglions inguinaux toutefois n'étaient pas engorgés.

L'état général était assez mauvais ; le malade avait des frissons et des nausées, la fièvre était assez vive, 110 pulsations, la respiration précipitée.

La réunion de ces signes objectifs et de ces symptômes généraux caractérisait bien l'existence d'une pustule maligne. Séance tenante, la pustule fut largement détruite à l'aide du nitrate acide de mercure. Dès le lendemain, les symptômes généraux s'amendaient.

Le 21 février, l'escarre se détachait et laissait à sa place une plaie de bon aspect ayant la dimension d'une pièce de deux francs et intéressant toute l'épaisseur de la peau.

La guérison de cette plaie ne réclamait que quelques jours de traitement, quand le 22, à la visite du matin, aucun doute ne pouvait exister sur le début d'un tétanos à marche aiguë qui, le 24, enlevait ce jeune homme, dans la soirée.

Réflexions : L'apparition de ce tétanos dans le cours du traitement de la pustule maligne nous paraît une particularité intéressante à relever. Il y a lieu de se demander, en effet, si ces deux maladies infectieuses n'ont pas été inoculées en même temps par la piqûre d'un crin de cheval, et si leur apparition successive ne tient pas simplement à la façon différente dont se développent les microbes qui les produisent.

Le fait peut être rapproché de ceux publiés par MM. Regnier et Gellé, dans lesquels on voit deux ouvriers occupés à la fabrication de baleines pour corsets, avec des cornes de buffle, atteints de pustule maligne, mourir à une période avancée de leur maladie avec des phénomènes tétaniques.

OBSERVATION II

Pustule maligne du cou. Destruction de l'escarre et des vésicules avec le nitrate acide de mercure. Acide phénique à l'intérieur; injection hypodermique de phénol aux cuisses. — Guérison.

A... Charles, 39 ans, mégissier, entre le 14 novembre 1880 à l'Hôpital de Saint-Denis, salle Saint-Joseph, lit n° 7.

Cet ouvrier, chargé dans la maison B... du nettoyage et de l'apprêt des peaux d'agneaux et de chevreaux (en grande partie de provenance étrangère), qu'il transportait souvent sur l'épaule, avait ressenti le 12 novembre, sur la partie latérale gauche du cou, de la cuisson. A son dire, il existait à cet endroit un petit bouton qu'il déchira en le grattant.

Malgré la démangeaison que lui causait ce bouton, il passa toute la journée du 13 novembre à la fabrique, un pharmacien qu'il avait consulté à ce sujet lui ayant affirmé qu'il n'avait là qu'un « bobo ».

Le 14 novembre, à son réveil, la tuméfaction du cou et du visage était si considérable qu'il dut rester chez lui.

« Le même jour, à 6 heures du soir, au moment où cet homme est admis à l'hôpital, je constate sur la partie latérale gauche de la région cervicale, à quatre centimètres en arrière et au-dessous de l'oreille, l'existence d'une petite escarre noirâtre d'un centimètre de diamètre environ, entourée d'une aréole inflammatoire sur laquelle se sont développées douze petites phlyctènes remplies de sérosité noirâtre. Autour de ces vésicules la peau est tendue, gonflée, rougeâtre et d'un aspect luisant. Toute la tête, le cou, ainsi que les parois de la poitrine et les membres supérieurs, sont envahis par un gonflement œdémateux, tellement accusé que les mouvements sont devenus difficiles.

« A cet état local, déjà si caractéristique, s'ajoutent des symptômes d'une gravité extrême : le malade est en proie à une fièvre très vive, le pouls est fréquent (116), petit ; le thermomètre placé dans l'aisselle marque 39°, la langue est sèche, la respiration gênée et anxieuse.

« La prostration est assez grande, l'appétit est nul et des vomissements ont lieu. Sauf de la faiblesse, un sentiment très pénible d'étranglement dû à la tension de la peau et de la démangeaison au niveau du cou, le malade accuse peu de douleur.

« La réunion de ces symptômes généraux et locaux, physiques et fonctionnels, en l'absence même de la recherche des bactéridies, ne peut cliniquement laisser de doute sur l'existence d'une pustule maligne, arrivée à la troisième période.

« Immédiatement, je divise l'escarre par une incision cruciale, je circonscris avec le bistouri l'aréole vésiculaire par une incision intéressant toute l'épaisseur de la peau, et je détruis ensuite toute la région ainsi limitée (de trois centimètres de diamètre) avec une petite tige de bois plongée, ainsi que j'ai l'habitude de le faire, à plusieurs reprises dans du nitrate acide de mercure.

« Pour pansement, j'applique sur le cou une couche d'une pommade ainsi composée :

Pommade camphrée	30 gr.
Onguent Styrax	10 gr.
Oliban	0,50

et un cataplasme de farine de lin.

« Comme traitement interne, je prescris, outre la potion de Todd, un julep renfermant 4 gr. d'extrait mou de quinquina et 10 gr. d'acétate d'ammoniaque ; enfin une solution d'acide phénique liquide à 2 gr. pour 500 d'eau.

« Malgré cette intervention active et ce traitement médical, le lendemain matin, le 15 novembre, l'état de cet homme ne s'est pas amélioré : la tuméfaction de la tête et du cou a augmenté et le gonflement des paupières est tel que leur écartement est devenu impossible. Des parois du thorax, l'œdème s'est étendu à la partie supérieure de l'abdomen ; les membres supérieurs, celui du côté gauche en particulier, sont encore plus distendus par l'infiltration que la veille. Autour de la zone cautérisée n'est apparue cependant aucune vésicule, et la cautérisation n'a encore déterminé aucune réaction inflammatoire.

« Le malade est faible ; toute la nuit, il a eu des sueurs et a été agité, mais il n'a pas eu le délire. Il se plaint surtout de pesanteur de la tête et d'une gêne plus grande de la respiration, bien qu'il n'existe aucune complication thoracique. La peau est brûlante, le pouls petit, fréquent (120), le thermomètre marque 40°, les vomissements apparaissent par intermittences.

« En l'absence de progrès nouveaux dans l'état local, attribuant la gravité de la situation à l'intoxication, je fais pratiquer durant la journée, à la cuisse droite, trois injections de phénol Bobœuf de 2 gr.

chacune. L'emploi de l'acide phénique à l'intérieur est continué à la même dose que la veille.

« Dès le soir, l'état général est un peu meilleur, la fièvre est moins violente, le thermomètre marque 39°2, les vomissements ont cessé et le malade a pu prendre plusieurs fois du bouillon. L'état local reste stationnaire.

Le 16 novembre, à la visite du matin, la respiration s'effectue plus librement. Température 39°. Même traitement que la veille : trois injections de phénol à la cuisse gauche.

« Dans la soirée, l'œdème commence à diminuer, le malade est calme et prend avec plaisir un bouillon et un peu de poulet : la température reste pourtant à 39°6.

« Le 17 novembre, l'amélioration s'accentue, le gonflement œdémateux de la face ne fait plus obstacle à l'écartement des paupières. Sur le cou, l'induration de la peau est moins prononcée. La fièvre tombe, la température axillaire est de 37°8, la langue est redevenue humide, le malade commence à manger. On supprime les injections hypodermiques de phénol, mais on maintient le traitement interne. La journée est bonne, toutefois le soir la température remonte à 39°2 ; cette élévation est le résultat du travail inflammatoire développé par la cautérisation.

« Le 18 novembre, le malade, dont le sommeil pendant la nuit a été excellent, réclame une alimentation plus abondante. Le gonflement de la face et du cou tend de plus en plus à disparaître : la peau des parois de la poitrine et des membres a repris en grande partie sa souplesse. La température de 37°6 le matin n'atteint le soir que 38°.

« Le 19 novembre, l'œdème a presque disparu. La peau reprend partout sa coloration normale. Il se fait un léger suintement autour de l'escarre. Pas de fièvre, température 37°2.

« Par mesure de précaution, le traitement interne est maintenu jusqu'au 22 novembre, date à laquelle l'escarre commence à se détacher sur les bords. Deux des injections hypodermiques, faites trop superficiellement, donnent naissance à de petits abcès.

« Le malade était dans un excellent état et l'escarre du cou en voie d'élimination, lorsque, dans les premiers jours de décembre, un érysipèle se développe subitement, affectant une forme assez grave et gagnant toute la tête. A.... sort de l'hôpital le 18 janvier entièrement guéri. »

Réflexions. Cette observation démontre une fois de plus, à mon avis, toute l'utilité qu'on peut retirer de l'emploi simultané des agents antiseptiques pour la destruction de la pustule maligne (1).

OBSERVATION III

Pustule maligne de la région-sus-hyoïdienne. Mort.

J... Paul, 61 ans, mégissier employé dans la maison B.. au fendage des peaux, a été traité en ville par M. Le Roy des Barres.

« Le 24 septembre 1881, en quittant son travail, cet homme avait consulté, pour une démangeaison assez vive qu'il éprouvait au cou, un pharmacien qui lui avait dit de ne pas s'inquiéter de ce bobo.

« Le lendemain matin, les mouvements d'extension du cou étaient gênés. Aussi, préoccupé de son état, J... se rend successivement chez deux médecins qui le rassurent et l'engagent à mettre sur ce bouton des cataplasmes de fécule de pomme de terre.

« Le gonflement ayant beaucoup augmenté pendant la nuit, le 26, J... se présentait à ma consultation, avec une très grande oppression, accusant en outre une très grande faiblesse et des frissons.

« A la partie médiane de la région sus-hyoïdienne existait une petite escarre lenticulaire, entourée d'une zone de vésicules, dont plusieurs étaient rompues.

« Le cou et la partie inférieure de la face étaient le siège d'un gonflement œdémateux blanchâtre.

« Le malade avait des nausées et une fièvre vive (120 pulsations).

« A ces signes, il nous était facile de reconnaître l'existence d'une pustule maligne, dont la destruction fut aussitôt faite au nitrate acide de mercure.

« Malgré une large cautérisation, l'état local, dans la matinée du 27, est beaucoup plus grave : l'œdème s'étend jusqu'à la partie moyenne de la poitrine et les joues commencent à se tuméfier. Le pouls est petit, fréquent, la température monte à 38°5. Le malade a une très grande angoisse respiratoire, se plaint de frissons et d'une faiblesse extrême.

(1) Cette opinion peut prêter à discussion. La guérison est-elle due à la cautérisation et à l'emploi du phénol en injections hypodermiques, ou bien, étant donnée la durée de la maladie, n'y a-t-il pas eu de la part du malade une résistance suffisante contre la maladie pendant l'évolution de celle-ci. On serait tenté de le croire étant donné qu'il est reconnu aujourd'hui que l'acide phénique est sans action sur la virulence des bactéridies charbonneuses. Le cas suivant semblerait donner raison à cette manière de voir.

« A l'aide du thermocautère, des pointes de feu sont appliquées en très grand nombre dans toute la zone œdémateuse et des injections sous-cutanées de phénol Bobœuf sont faites aux cuisses. L'acide phénique est administré à l'intérieur en même temps que l'extrait de quinquina et l'acétate d'ammoniaque. Pour pansement, on met de l'onguent styrax.

« A 6 heures 1/2 du soir, le gonflement œdémateux s'est étendu à toute la joue et occupe la plus grande partie du thorax. La faiblesse est fort accusée, les vomissements sont fréquents, le pouls est petit, rapide (130 pulsations), la température axillaire atteint 39°1, la déglutition est pénible.

« Le sang recueilli, aux fins d'examen, sur le thorax à l'aide d'une scarification, est très noir, mais on n'y constate pas au microscope la présence de bactéridies.

« Le 28 au matin, l'état général est encore plus mauvais que la veille; le malade est épuisé par les fréquents vomissements qui ont eu lieu pendant la nuit; il accuse des vertiges et se plaint d'une gêne extrême dans la respiration.

« L'œdème s'est étendu à toute la face et aux membres qui se refroidissent. Les urines sont rares. La température axillaire monte à 37° seulement. De nouvelles injections de phénol sont pratiquées.

« A 6 heures 1/2 du soir, la respiration est très difficile, la faiblesse extrême, le pouls petit, serré, à peine perceptible, la température tombe à 36°.

« A 11 heures 1/2, le malade succombe.

« L'autopsie n'a pu être pratiquée. »

Réflexions. Cette observation montre bien avec quelle rapidité les accidents d'infection générale apparaissent dans certains cas de charbon et, dans l'incertitude où nous sommes encore des causes de cette infection rapide, combien il est nécessaire, à notre avis, d'intervenir d'une *manière hâtive* contre l'accident local, la pustule maligne, sans compter sur les chances d'une guérison spontanée.

OBSERVATION X

Pustules malignes multiples à la région postérieure du cou. Mort.

L... Joseph, 41 ans, crinier, entré le 9 mai 1883 à l'hôpital de Saint-Denis, pavillon IV, lit 14, dans le service de M. Le Roy des Barres.

Cet ouvrier travaille dans la maison A... en qualité de journalier, mais sa principale occupation consiste à transporter sur son dos des sacs de crins bruts. Il est *alcoolique*.

Le 7 mai 1883, il éprouve à la région postérieure du cou une démangeaison assez vive, et en portant la main sur le siège de la cuisson, il sent un petit bouton, qui s'est excorié, dit-il, pendant le transport d'un sac.

Le 8 mai, mettant la main à la nuque, il sent un gonflement assez étendu; mais, n'éprouvant ni malaise, ni fatigue, il se rend à son travail.

Vers la fin dela journée, il devait lutter contre l'engourdissement qui l'obsédait et il sentait, disait-il, à chaque instant son mal augmenter. En rentrant à son domicile, pris d'un violent frisson, il ne put manger et fut obligé de se mettre aussitôt au lit.

Le 9 mai, il se rend encore à la fabrique, mais la faiblesse de ses membres et un frisson nouveau lui font suspendre son travail; il vient alors à l'hôpital.

A la partie postérieure et médiane du cou, au niveau de la sixième vertèbre cervicale, on constate une escarre noirâtre, de la dimension d'une pièce de 1 fr. reposant sur des tissus indurés, d'une large étendue et entourée d'un grand nombre de petites vésicules remplies de sérosité jaunâtre. Toute la région postérieure du cou est le siège d'un empâtement œdémateux, qui gagne un peu les parties latérales. Il n'y a pas d'engorgement ganglionnaire. La température rectale est de 39°6.

Une goutte de sang, obtenue par une piqûre faite avec une épingle, à quatre centimètres de l'escarre, ne permet pas, à l'examen microscopique, de reconnaître la présence de bactéridies ; il n'en est pas de même de la sérosité recueillie sur les vésicules et dans laquelle on en trouve un très grand nombre. Avec cette sérosité, deux cobayes sont inoculés.

La pustule est circonscrite par une profonde cautérisation au nitrate acide de mercure et détruite elle-même avec ce caustique.

Matin et soir, dans la zone œdémateuse, on fait des injections hypodermiques (de 2 centigr. chacune) de phénate de soude. Ce sel est donné à l'intérieur avec l'extrait de quinquina et l'acétate d'ammoniaque.

L'œdème, dans la soirée, n'a pas fait de nouveaux progrès, mais le malade est très affaissé. Température rectale 40°.

Le 10 mai, mêmes symptômes généraux : température 39°8, mais la zone de l'œdème s'est étendue en avant, vers les clavicules, et descend, en arrière, jusqu'en bas de la région dorsale de la colonne vertébrale.

Quatre injections hypodermiques de phénate de soude sont pratiquées aux cuisses, et ce sel est donné à l'intérieur à la dose d'un gramme.

La journée est assez bonne. La température n'atteint le soir que 38°4.

Le 11 mai, bien que la température rectale s'élève à 37°8 seulement, les symptômes locaux ont pris de l'extension, en avant l'œdème descend jusqu'à la partie inférieure de la poitrine. Deux nouvelles pustules se sont développées sur le côté gauche du cou. La sérosité qui les remplit, examinée au microscope, renferme un grand nombre de bâtonnets. On cautérise largement ces pustules au thermocautère et l'on continue le traitement.

Les deux cobayes inoculés le 9 avec les sérosités des vésicules sont morts hier, à trois heures d'intervalle. Le sang de leur rate, examiné au microscope, renferme une quantité prodigieuse de bactéridies charbonneuses.

Le diagnostic établi cliniquement, dès l'arrivée du malade, se trouve donc confirmé expérimentalement.

Dans la journée L...a des vomissements bilieux.

Le 12 mai, le malade, très affaissé, somnolent, se plaint par moments de petits frissons.

La respiration est anxieuse, la température rectale tombe à 36° : les urines sont peu abondantes, mais normales : la face et les extrémités sont froides et violacées. Pourtant le gonflement œdémateux du tronc est moins accusé.

Dans l'après midi, de fréquents besoins d'uriner donnent écoulement à quelques gouttes d'urine. L... a de violentes douleurs abdominales, une diarrhée verdâtre, son ventre est ballonné.

A 6 heures et demie, le malade est très agité, a du délire et une grande angoisse respiratoire ; le pouls est filiforme, le corps froid et violacé. La température rectale n'atteint que 36°5.

Injections sous-cutanées d'éther. Faradisation de la poitrine.

Au milieu d'une agitation extrême, se plaignant d'une chaleur interne très grande, le malade succombe tout à coup à une heure du matin.

Autopsie. — L'autopsie est pratiquée le 14 mai à 9 heures 1/2 du matin. La décomposition cadavérique est très avancée. La face, le thorax, l'abdomen sont couverts de larges phlyctènes, le cou est marbré de taches verdâtres.

Toutes les parties molles de la tête et du tronc sont le siège d'un œdème gélatiniforme. Dans l'épaisseur des muscles intercostaux, large effusion sanguine.

Les médiastins sont infiltrés de sérosités gélatiniformes. Épanchement séreux dans le péricarde. Le sang est poisseux, couleur lie de vin, les poumons congestionnés et œdématiés à la base, la rate diffluente ; le foie gros et congestionné ; le péritoine rempli d'une très grande quantité de sérosité louche ; le cerveau congestionné, les ventricules distendus par de la sérosité.

Aucune lésion anatomique de l'estomac et de l'intestin (1).

OBSERVATION XIII

Pustule maligne de la région sus-hyoïdienne gauche. Guérison.

J... Emile, 21 ans, crinier, entre le 16 novembre 1883 à l'hôpital de Saint-Denis, pavillon IV, lit n° 2.

Cet ouvrier, employé dans la maison A... au transport des crins triés, éprouve au cou, le 15 novembre, de la démangeaison et y sent un petit bouton, qu'il déchire en le grattant.

Le 16, à son réveil, J... est pris d'un grand malaise et souffre beaucoup de la tête ; le cou et la joue gauche sont gonflés. Inquiet, il se rend à l'hôpital.

Dans la région sus-hyoïdienne gauche, près du bord antérieur du sterno-cléïdo-mastoïdien, à un travers de doigt de l'angle de la mâchoire, existe une escarre de 6 millimètres environ de diamètre, entourée d'un rebord phlycténulaire. Un ganglion sous-maxillaire, à gauche, est engorgé.

Autour de la pustule, la peau est le siège d'une tuméfaction rosée. Sur la joue gauche, la paupière inférieure et l'oreille, du même côté, ainsi que sur le cou, on constate un œdème blanc élastique.

A ces symptômes locaux, il faut ajouter de l'anorexie, des frissons, une fièvre assez vive (39°).

(1) Jusqu'à l'observation 11 décrite dans ses publications, Le Roy des Barres a utilisé les injections sous-cutanées de phénol ou de phénate de soude. A partir de cette observation, Le Roy des Barres utilise les injections hypodermiques de teinture d'iode et un traitement iodé à l'intérieur, avec destruction de la pustule par le nitrate acide de mercure. Les guérisons sont beaucoup plus nombreuses.

Trois cobayes sont inoculés : le premier avec la sérosité des vésicules qui renferme quelques bâtonnets ; les deux autres avec du sang qui ne contient pas de bactéridies, sang pris pour le second dans la zone œdématiée, pour le troisième à un doigt.

On détruit la pustule avec le nitrate acide de mercure et à l'intérieur on administre trois grammes d'une mixture iodée ainsi composée :

Iode....	1 gr.
Iodure de potassium..........................	2 gr.
Eau...........	1.000

en même temps qu'une potion à l'extrait de quinquina et à l'acétate d'ammoniaque.

Le soir, même température. Aucune aggravation dans l'état local du blessé.

17 novembre. — L'œdème s'étend jusqu'à la partie supérieure du thorax. Le malade accuse un violent mal de tête, mais l'état général n'est pas plus mauvais. La journée est bonne. Température 38°4 le matin. Température rectale, le soir, 38°.

Le 18, l'état général est meilleur (37° 8), l'état local stationnaire. Le lendemain, peu de changement dans la situation du malade. Mais le 20, l'œdème diminue et, à partir de cette époque, l'amélioration marche progressivement.

La chute de l'escarre a lieu le 25 novembre et J... sort de l'hôpital le 8 décembre. Une cicatrice, très nette, de la dimension d'une pièce de vingt centimes, marque le siège qu'occupait la pustule.

Le 18 novembre était mort le cobaye inoculé avec la sérosité des vésicules ; dans le sang de la rate et du foie, on avait trouvé de nombreux bacilles. Quant aux deux autres cobayes, ils ont survécu (1).

OBSERVATION XV

Pustule maligne du cou. Traitement par les injections sous-cutanées d'iode. — Emploi de l'iode à l'intérieur, sans destruction de la pustule. — Mort.

G... François, 24 ans, mégissier, entre le 1er février 1884 à l'hôpital de Saint-Denis, pavillon IV, lit n° 15.

(1) Le traitement iodé appliqué à l'intérieur et à l'extérieur donne à Le Roy des Barres des résultats heureux en combinant à ce traitement la destruction de la pustule. Cette destruction paraît nécessaire, ainsi que l'indique l'observation n° 15.

Le 3o janvier cet ouvrier, employé dans la maison B... au trempage des peaux, éprouve en se couchant une légère démangeaison à la partie latérale gauche du cou, et sent en se grattant un petit bouton qu'il écorche. Le lendemain, à son réveil, la démangeaison persiste bien, mais il est surtout incommodé par une certaine gêne dans les mouvements du cou.

Le 1er février, quand G...est admis à l'hôpital, il porte, sur la partie latérale gauche du cou, une petite escarre lenticulaire entourée de plusieurs vésicules remplies de sérosité jaunâtre. Tous les tissus du cou sont œdématiés. L'œdème s'étend sur toute la partie antérieure du cou et gagne déjà la partie supérieure du thorax. Autour de la pustule et dans la zone de 5 centimètres, l'œdème a une coloration rosée. Absence de symptômes généraux. Température rectale 37° 8.

L'examen microscopique de la sérosité des vésicules fait reconnaître la présence d'un grand nombre de bâtonnets; l'examen du sang obtenu par une piqûre faite au doigt dénote, dans ce liquide, l'absence de bactéridies.

Deux cobayes sont inoculés avec la sérosité des vésicules. Comme traitement, iode en injections sous-cutanées et en compresses, et, à l'intérieur, la teinture d'iode est donnée à la dose de 3 grammes pour 1000.

Cinq injections sous-cutanées sont pratiquées, chacune, avec le contenu de la seringue de Pravaz.

Le 2 février, l'œdème envahit la face du côté gauche et fait des progrès sur le thorax. Neuf injections sous-cutanées dans la région œdématiée.

Dans la soirée, l'état général est moins bon, anorexie, vomissements, mais urines assez abondantes : deux injections toutes les quatre heures.

3 février, la face est tuméfiée, l'occlusion des paupières est complète. Le cuir chevelu se prend aussi.

Les urines diminuent de quantité : pas de vomissements.

La solution iodée est portée à six grammes.

Un examen microscopique de la sérosité, obtenue par une piqûre faite dans la zone œdématiée et loin du siège de la pustule, ne permet pas de constater la présence de bâtonnets. Le sang, obtenu par la piqûre faite à un doigt, ne renferme pas non plus de bactéridies.

Le cobaye inoculé le 1er février vient de mourir, et dans le sang de la rate on trouve une innombrable quantité de bactéridies.

Le soir aucune amélioration.

Le deuxième cobaye inoculé le 1er février est mort dans l'après-midi, et dans le sang du foie et de la rate, également, comme chez le premier, on trouve une grande quantité de bacilles.

4 février. — L'état général est plus mauvais que la veille. Le pouls est petit, fréquent, la respiration anxieuse ; les extrémités sont froides et violacées ; les urines sont assez abondantes, il y a de la diarrhée.

L'œdème occupe toute la tête, le cou, la plus grande partie du tronc.

Trois injections sont faites toutes les trois heures.

La solution iodée, à prendre à l'intérieur, est élevée à douze grammes pour les 24 heures.

Vers 3 heures, le malade est pris de violents accès de dyspnée, dans l'intervalle desquels il est en proie à une agitation extrême, se plaignant vivement de la chaleur intérieure qui le dévore et qui l'oblige à se découvrir.

A 4 heures, l'agitation cesse tout à coup, G... tombe dans le coma et meurt à 6 h. 1/2.

Autopsie. — L'autopsie est pratiquée le 6 février, à 10 heures du matin. La décomposition du cadavre n'est pas avancée, une injection d'un litre d'alcool pur avait été faite le 5 au matin, dans l'estomac à l'aide d'une sonde œsophagienne : à ce moment, la pustule maligne avait été enlevée dans sa totalité et mise dans l'alcool.

Les parties molles de la tête et du tronc sont le siège d'un œdème considérable et infiltrées d'un liquide gélatiniforme de couleur rougeâtre. Les muscles du cou sont ramollis et pâles. Les extrémités sont cyanosées. Le tissu cellulaire des médiastins est infiltré de sérosité. Les poumons sont congestionnés ; pas d'épanchement pleural. Le péricarde renferme une certaine quantité de liquide. Le cœur a son volume normal ; il est mou, flasque et renferme du sang non coagulé.

Le foie n'a pas augmenté de volume, il présente à la coupe une coloration noirâtre.

Les reins sont volumineux. La rate est petite, molle, non diffluente. Sur l'estomac et l'intestin on ne remarque aucune particularité. Le cerveau est congestionné (1).

(1) Devant ce résultat négatif, Le Roy des Barres emploie à nouveau le traitement iodé après destruction de la pustule. De nombreuses guérisons semblent indiquer que la méthode suivie constitue un réel progrès. Dans la suite, il complète ce traitement par des inhalations d'oxygène.

OBSERVATION XXIX

Œdème malin de la verge. — Guérison.

O... Nicolas, 33 ans, mégissier, entre le 24 décembre 1886 à l'hôpital de Saint-Denis, pavillon IV, lit 7.

Cet ouvrier, employé au lissage des peaux, éprouva, le 21 décembre, tout à coup, une démangeaison très vive sur le dos de la verge, et s'aperçut qu'à ce niveau se produisait un gonflement extraordinaire. Le lendemain, il se rendit à son travail ; mais, tourmenté, il voit dans l'après-midi un médecin qui le rassure sur son état et lui conseille, pour calmer sa démangeaison, l'application d'une simple compresse trempée dans de l'eau blanche.

Le gonflement ne cédant point avec l'emploi de ce moyen et devenant gênant par son volume, il doit, le 23, suspendre son travail, bien qu'il n'éprouve pas de douleur et n'ait aucune difficulté à uriner. Mais le 24, à son réveil, voyant sur la verge une large tache noire, il est pris d'une inquiétude extrême et fait en toute hâte demander un médecin qui lui conseille de se rendre immédiatement à l'hôpital.

Sur la verge, énormément tuméfiée, s'est développée une tache gangréneuse, occupant presque toute l'étendue du prépuce : le pubis est le siège d'un gonflement œdémateux très accentué, mais il n'y a pas engorgement des ganglions inguinaux. Par l'orifice préputial, à peine reconnaissable, s'écoule un liquide sanieux et très fétide.

Le malade, très agité, a perdu l'appétit, se plaint de céphalalgie et d'angoisse respiratoire. Le pouls est fréquent. Température rectale 38°7.

Les urines ne renferment ni sucre, ni albumine. La sérosité, obtenue à l'aide de piqûres faites avec une épingle, en plusieurs points de la verge, est examinée au microscope à plusieurs reprises, et dans aucun cas ne renferme de bactéridies charbonneuses. Avec la même sérosité, on inocule au ventre un lapin très vigoureux.

Le prépuce, largement ouvert avec le couteau du thermocautère, le gland étranglé est mis à nu et sa face supérieure qui, déjà, présente des traces de sphacèle est aussi cautérisée. Dans toute la zone œdémateuse et jusqu'au pubis est faite une cautérisation ponctuée.

Comme traitement interne : potion tonique avec acétate d'ammoniaque, solution iodée (iode 0,50, iodure de potassium 1 gr., eau

1 litre); eau oxygénée, une cuillerée à soupe par demi-litre d'eau, inhalations d'oxygène. Pour pansement, compresses iodées. En outre, toutes les trois heures, sont pratiquées six injections hypodermiques iode 0,25 ; iodure de potassium 0,50 ; eau 125 gr.).

Aucune aggravation dans la soirée du 24, le pouls est un peu moins fréquent. Température 38°3.

25 décembre. Amélioration notable : le malade est plus calme et a un peu dormi. L'état local aussi est très satisfaisant, l'œdème a diminué et le sphacèle demeure limité au prépuce. Les injections ne sont faites que toutes les quatre heures. Journée bonne. Température : matin 37°6 ; soir 38°.

26 décembre. L'amélioration ne s'est pas démentie; l'œdème, très modéré, n'occupe plus que la verge ; le malade manifeste un peu d'appétit, la température est de 37°5 et à l'avenir sera insignifiante. Suppression des inhalations d'oxygène.

Le lendemain, l'état général est excellent. Quant à l'œdème, il a entièrement disparu. Aussi cesse-t-on la potion iodée et les injections hypodermiques.

Le lapin inoculé est mort, et dans le sang de la rate le microscope décèle la présence de bactéridies charbonneuses.

A partir du 29 décembre, l'élimination des escarres commence à se produire, la plaie qui succède à leur chute est lente à se réparer : mais quand, le 9 février, O... quitte l'hôpital, s'il n'y avait pas une légère déviation du méat urinaire due à la cicatrice du gland, on pourrait croire qu'il n'a simplement subi qu'une circoncision.

OBSERVATION XLIII

Œdème malin de la paupière inférieure gauche chez une petite fille de 3 ans 1/2 (fille et sœur de mégissiers). — Guérison.

L... Julie, 3 ans 1/2, entre le 23 mars 1888 à l'hôpital de Saint-Denis, pavillon V, lit 1.

Cette enfant jouissait d'une excellente santé, quand, le 19 mars 1888, sans cause connue, la paupière inférieure gauche se tuméfie légèrement.

Le surlendemain, la tuméfaction a gagné la paupière supérieure gauche. En même temps l'enfant perd sa gaieté.

Durant deux jours, le gonflement des paupières reste à peu près stationnaire ; mais, dans la nuit du 22 au 23 mars, rapidement, il augmente et s'étend vers la racine du nez et le front.

Très préoccupé de l'état de sa fille, le père, le 23 mars, nous la fait examiner. Reconnaissant aussitôt dans cette affection un œdème malin de la face, nous envoyons cette enfant à l'hôpital.

Nous constatons alors l'état suivant : les paupières gauches sont tuméfiées, la face entière participe à la tuméfaction, en particulier du côté gauche ; le nez est rejeté à droite et la commissure labiale gauche est abaissée.

Sur toute la face, la peau est tendue, luisante, la pulpe du doigt y laisse une impression profonde.

Au niveau des paupières gauches, dont la bouffissure ne permet pas de découvrir, par leur écartement, le globe de l'œil, il se produit un suintement de sérosité.

L'enfant est agitée, se plaint d'une soif vive, montre une grande angoisse respiratoire. La température rectale atteint 39° 8.

On inocule un lapin avec la sérosité de l'œdème obtenue par une piqûre.

Le traitement suivant est institué : à l'intérieur, eau oxygénée (10 gr. par litre), solution iodée (0,30 par litre), potion tonique, inhalations d'oxygène abondantes et fréquentes. Toutes les deux heures, on fait une injection hypodermique de teinture d'iode, avec la moitié du contenu d'une seringue de Pravaz ; sur la face, application de compresses d'eau boriquée.

Dans la soirée, l'œdème s'est étendu de la face au cuir chevelu et a gagné le cou. L'enfant est somnolente, la température rectale monte à 40°7.

24 mars. L'œdème, depuis la veille, reste stationnaire. L'état général n'est pas plus grave. Il y a de la rétention d'urine, le cathétérisme est pratiqué, l'urine est abondante et normale.

La température rectale est de 40° 8.

Dans la soirée, l'enfant est très somnolente et affaissée. La respiration est très gênée, mais il n'existe aucun signe d'œdème de la glotte, malgré le gonflement considérable du cou. La température est 40°5.

La distention de la peau de la tête et du cou est telle qu'à son niveau, en plusieurs points, ainsi que par le conduit auditif externe, il se fait un écoulement séro-sanguin.

25 mars. L'œdème n'a pas accompli de nouveaux progrès en surface, mais, sur le sommet de la tête, il est tellement accentué que,

pour éviter des accidents cérébraux, un débridement est fait avec le thermocautère et donne issue à une grande abondance de liquide séreux.

Dans la soirée se tarit l'écoulement qui, la veille, se produisait par l'oreille. La température est tombée à 39°2.

L'enfant est bien somnolente encore, mais, lorsqu'on la tire de sa torpeur, elle commence à répondre aux questions qui lui sont adressées.

L'urine, facilement émise, ne contient pas d'albumine.

26 mars. Après une nuit moins mauvaise que la précédente, l'œdème commence à diminuer. Température ; matin 38°4, soir 38°2.

Les injections ne sont plus faites que toutes les quatre heures.

27 mars. Amélioration très marquée dans l'état général. Etat local stationnaire. Suppression des injections iodées. Température : matin 38, soir 37°5.

Le lapin inoculé a été trouvé mort le matin. Dans le sang des viscères, nombreuses bactéridies charbonneuses.

28 mars. L'amélioration ne se dément pas. Température 37°8.

L'enfant accepte quelques aliments et, dans la journée, demande pour la première fois à retourner chez ses parents.

Tout traitement est suspendu. En cinq jours, l'enfant a respiré 600 litres d'oxygène.

29 mars. L'œdème diminue très sensiblement.

Sur la paupière inférieure qui n'a reçu aucune injection, une escarre se développe.

30 mars. Etat très satisfaisant. Toutefois les paupières gauches sont encore trop œdématiées pour être écartées.

5 avril. Pour la première fois, l'enfant ouvre les paupières gauches ; l'œil est intact.

9 avril. Une large escarre se détache de la paupière inférieure. Cinq petits abcès, consécutifs aux injections, se sont développés sur la partie gauche de la face.

29 avril. La paupière inférieure est en voie de guérison, mais il existe une large perte de substance. Pour éviter un ectropion cicatriciel, la suture des paupières est exécutée.

8 mai. La réunion des paupières est obtenue, et le 17 mai l'enfant quitte le service.

17 février 1890. Les paupières sont très souples : il n'y a pas d'ectropion.

11 mars 1890. Ne redoutant plus de rétraction cicatricielle, on détruit la suture des paupières; le globe de l'œil, mis à nu, est entièrement intact.

En terminant son travail de 1875 à 1890, Le Roy des Barres expose les conclusions suivantes :

1° La manipulation des produits français (crins et peaux) paraît aujourd'hui moins dangereuse qu'autrefois;

2° Les dangers du travail des produits similaires d'importation sont grands;

3° Il est urgent d'appeler à nouveau sur ce point l'attention des industriels qui emploient des produits de cette origine et, en raison des cas nombreux de charbon constatés depuis quelques années, de leur adresser en même temps l'instruction du Conseil de salubrité du 7 juillet 1882;

4° Il y a lieu de poursuivre l'étude de la désinfection des produits étrangers utilisés dans ces industries;

5° Il faut saisir l'occasion du prochain congrès international d'hygiène pour faire introduire dans son programme l'étude des mesures prophylactiques qu'il y aurait lieu de prendre dans l'intérêt respectif des différents pays.

Cette dernière conclusion nous paraît la seule susceptible de faire disparaître la pustule maligne. C'est par des mesures prophylactiques inspirées par Pasteur que le charbon a disparu du bétail français; c'est par ces mesures qu'il disparaîtra des pays étrangers où le charbon existe à l'état endémique.

Dans une nouvelle publication parue le 25 septembre 1893, il expose les diverses observations faites par lui sur 12 cas de charbon (pustule maligne, œdème malin) qu'il a eu à traiter à l'hôpital de Saint-Denis. Le traitement usité dans les cas précédents a été appliqué en entier, cautérisation de la pustule, traitement iodé, inhalation d'oxygène.

De 1875 à 1893, en 18 ans, Le Roy des Barres a observé ainsi 61 cas de charbon se répartissant :

Criniers	11
Mégissiers	50

L'infection charbonneuse a causé la mort d'un crinier et de huit mégissiers. Pour la première catégorie d'ouvriers, la mortalité a donc été de 9 o/o, tandis que pour la seconde elle s'est élevée à 16 o/o.

Par année, ces cas se sont ainsi répartis, depuis 1890 :

1890 (2e semestre)	2
1891	3
1892	3
1893	4
	12

Sur les 12 cas, on n'a eu à déplorer qu'un seul décès ; la proportion de décès est donc descendue à 8 o/o en moyenne, au lieu des 16 o/o (8 décès sur 49 cas) pour la première série d'observations.

A noter que, dans cette deuxième période, le malade qui a succombé était âgé (58 ans), malingre et qu'il avait fait, quelques années avant, deux séjours à l'hôpital : 1° du 1er janvier 1885 au 5 mars pour une pleurésie droite ; 2° du 28 avril 1885 au 5 juin, pour une bronchite tuberculeuse.

Dans deux communications, l'une en 1894, à la Société de Médecine publique et d'hygiène professionnelle, l'autre à l'Académie de médecine, le 14 septembre 1897, LE ROY DES BARRES signale et décrit 11 nouveaux cas de charbon sur lesquels on n'a eu à enregistrer qu'un décès, celui d'une femme qui avait montré dès le début les symptômes d'une infection profonde de l'économie.

La médication usitée (potion iodée, eau oxygénée, inhalations d'oxygène, injections iodées) n'a pu avoir raison de la maladie, au degré avancé où elle était parvenue.

Parmi les dernières observations recueillies par LE ROY DES

Barres, il en est une que nous croyons devoir signaler. C'est le cas de l'ouvrier Cl. Antoine, chez lequel la forme d'œdème malin a pris des proportions inusitées.

OBSERVATION V

Cl... Antoine, âgé de 45 ans, mégissier, occupe le lit n° 16 du pavillon IV de l'Hôpital, où il a été reçu le 14 août 1897.

Dans l'usine B., où il faisait le trempage, il manipulait depuis quelques jours des peaux de Kazan.

Le 12 août, la paupière supérieure droite a commencé à se tuméfier et aujourd'hui 14 l'œdème s'étend du bord palpébral à l'arcade sourcilière, donnant à l'exploration la sensation de la consistance gélatiniforme. A son niveau, la peau ne porte aucune trace d'effraction, ni macule. La face interne de la paupière, difficile à soulever, est très rouge et indurée, surtout près de l'angle externe.

La profession de ce malade devait, aussitôt, faire songer au développement probable d'un œdème malin.

Pour nous en assurer, nous piquons légèrement la paupière, avec une épingle stérilisée.

L'examen de la sérosité que l'on fait ainsi sourdre permet de reconnaître immédiatement, avec ou sans coloration, dans ce liquide, d'assez nombreux bacilles charbonneux.

Des ensemencements, faits avec ce même liquide, n'ont pas tardé à donner d'abondantes cultures, et deux cobayes, inoculés au même moment, sont morts ; l'un trente-sept heures et l'autre trente-huit heures après l'inoculation ; leur sang aussi bien que leurs organes étaient farcis de bactéridies.

Le diagnostic étiologique de cet œdème confirmé, séance tenante, par l'examen bactériologique, deux centimètres cubes de solution iodée au dixième sont injectés dans la paupière, et la médication à laquelle nous avons habituellement recours est mise en œuvre. Dans la soirée, l'œdème envahit la paupière inférieure, la joue et le front, du côté droit ; la température monte à 38°4.

Le 15 août, l'œdème a fait de nouveaux progrès, il gagne la lèvre droite, en même temps que les deux paupières de l'œil gauche. La température cependant demeure peu élevée (38°3), et l'état général reste bon. Cinq centimètres cubes de la solution iodée sont injectés autour et à l'intérieur de la zone œdémateuse.

Le 16 août, l'état général n'est pas plus grave. Toutefois, non seulement la face est entièrement œdématiée, mais la tuméfaction gagne encore la région cervicale droite.

Sur la paupière droite, apparaissent des bulles de diverses grosseurs. La sérosité qui les distend contient (ainsi que l'examen mi-

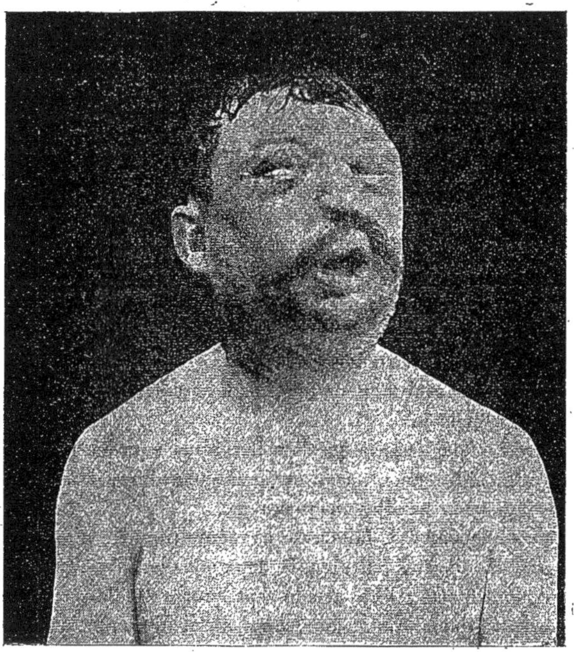

Cliché Hénault. Saint-Denis.

Fig. 8. — Cl... pendant le cours de la maladie.

croscopique nous l'apprend aussitôt) beaucoup de bactéridies. Ajoutons qu'au bout de trente-huit heures un cobaye, inoculé avec ce liquide, est encore bien portant.

Le 17, la tête, le cou et la partie inférieure de la poitrine sont le siège d'une telle infiltration que ces régions donnent l'impression que produit la vue de la partie supérieure du corps d'un noyé resté sous l'eau pendant plusieurs jours. Une photographie, prise à cette date, reproduit mieux qu'une description cet aspect caractéristique.

La sérosité, recueillie en quinze points de cette grande zone d'œdème, n'a permis de découvrir, au microscope, de bactéridies qu'au niveau de la paupière supérieure droite, comme dans les examens précédents. Quatre centimètres cubes de solution iodée sont de nouveau injectés.

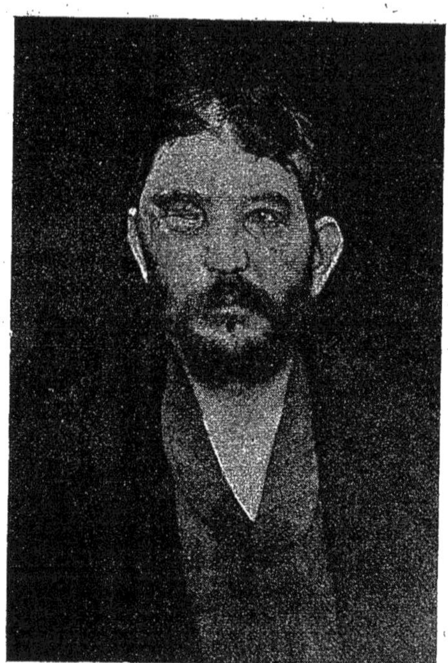

Cliché Bénault. Saint-Denis.

Fig 9. — Cl... après guérison.

Dans la soirée, le thermomètre ne monte qu'à 38°.

Le 18 août, aggravation prononcée; le malade a du délire; température : 40°1. L'œdème a encore augmenté, la tête, le cou et la partie supérieure du tronc ne sont plus qu'une masse informe.

En raison de la gravité de la situation (qui nous aurait paru autrefois désespérée, si nous n'avions déjà, dans des circonstances semblables, obtenu une guérison), une injection de deux centimètres cubes de teinture d'iode pure est faite dans la paupière supérieure droite, siège toujours occupé par les bactéridies, puis quinze centimètres cubes de solution iodée au dixième sont injectés dans le reste des parties envahies par l'œdème, en même temps que de nombreuses mouchetures, particulièrement près de l'arcade sourcilière droite (dans le but de réduire l'infiltration), sont pratiquées avec le thermocautère.

A partir de ce moment, l'amélioration devient manifeste ; en deux jours, le thermomètre tombe de 40° à 37°4 et, du côté gauche, l'œdème commence à diminuer.

Le 22 août, le délire cesse ; la partie supérieure du tronc, le cou et le côté gauche de la joue sont déjà désenflés. Toute médication est suspendue.

Le 14 septembre, cet homme présente à peine une légère tuméfaction de la partie supérieure de la face, à droite.

Les tissus mortifiés de la paupière supérieure droite sont à peu près éliminés. Peut-être pour lutter contre le développement d'un ectropion cicatriciel serons-nous dans l'obligation de recourir, ces jours-ci, à la suture temporaire des paupières.

CHAPITRE IV

STATISTIQUE DU DOCTEUR VILLIÈRE

Observations recueillies dans son service.

Au décès du Docteur Le Roy des Barbes, le Docteur Villière fut chargé du service de chirurgie à l'Hôpital de Saint-Denis, et le traitement du charbon prit une autre forme. S'inspirant des découverts de Sclavo, il demanda à l'Institut Pasteur de mettre à sa disposition du sérum anti-charbonneux presque inconnu à cette époque.

Le Roy des Barres, dans les débuts de sa carrière, avait tenté d'instituer ce mode de traitement.

Les résultats obtenus ont confirmé ses espérances, et le Docteur Villière put instaurer un nouveau mode de traitement. Ses élèves, les Docteurs Perrin et Modot, ont appliqué, sous la direction de leur Maître, cette nouvelle méthode.

Ce traitement a même fait l'objet de la thèse de l'un de nous (1), et actuellement le charbon est devenu, à Saint-Denis, une maladie parfaitement connue et dont la guérison est certaine.

Du reste, les observations qui suivent prouvent surabondamment l'efficacité du nouveau traitement.

OBSERVATION I

C... Henri, âgé de 14 ans 1/2, exerçant la profession de mégissier à Saint-Denis.

(1) Dr Modot, *Thèse de Paris*, 1911.

Le 3 août 1909, au soir, son chef d'atelier remarque, au niveau de la quatrième apophyse cervicale, une légère rougeur. C... ne ressent absolument rien. On le surveille, et le 4 août on constate un petit bouton. Le malade vient à l'Hôpital, où nous diagnostiquons une pustule maligne tout au début. L'examen microscopique est positif et montre la présence de bâtonnets caractéristiques.

Le malade accuse une céphalée légère et quelques nausées.

La température est à 38°8, le pouls à 92.

Nous détruisons au thermo-cautère la pustule et la zone rouge qui l'entoure; nous faisons au malade une injection sous-cutanée de 30 cmc. de sérum anti-charbonneux. Le 5 août, la température est de 37°8, le matin, et 38°2 le soir ; le pouls se ralentit un peu. Le 6 août, température : 37°5 le matin, 38° le soir ; l'état général s'est amélioré. Le 7 août au matin, température 37°2 ; le malade se lève et s'alimente ; il reste en observation jusqu'au 14 août, sans présenter le moindre trouble et sort à cette date, n'ayant qu'une petite plaie due à la chute de l'escarre produite par le thermo-cautère.

Un cobaye, inoculé le 4 août, est mort en 48 heures et on a pu trouver des bactéridies dans son sang et dans ses viscères.

OBSERVATION II

H... Henri, dix-huit ans, mégissier à Saint-Denis, remarque, le 25 septembre 1909, au niveau de la lèvre inférieure, un petit bouton rouge ne le gênant en rien. Le 26, le petit bouton grossit. Le 27, le malade va à l'atelier, mais on le renvoie immédiatement à la consultation de l'Hôpital. On peut constater, à ce moment, au centre, un point noir; autour, un bourrelet d'œdème rouge avec quelques vésicules contenant de la sérosité. L'examen microscopique est positif. Le malade reste à l'Hôpital. On touche la pustule au thermo-cautère et on injecte, sous la peau du ventre, 30 cmc. de sérum anticharbonneux. Le malade ne présente aucune réaction fébrile, aucun trouble de l'état général. Il reste dans le service jusqu'au 5 octobre.

Il sort à cette date avec une légère escarre en voie de guérison et sans que, à aucun moment, sa température ait dépassé 37°6.

OBSERVATION III

J... Jean, 29 ans, mégissier à Saint-Denis. Le 11 novembre 1909, il remarque, au niveau de la face latérale droite du cou, un petit bouton rouge complètement indolore. Le 12, il vient à la consultation. La lésion présente tous les caractères cliniques d'une pustule maligne. Il existe une adénite sous-maxillaire assez volumineuse, douloureuse au palper. L'examen microscopique est positif, mais les bactéridies sont peu abondantes.

On touche légèrement au thermo-cautère la pustule, et, devant l'état général assez sérieux (car le malade accuse de la céphalée et des nausées, avec la respiration accélérée et une température de 38°8), on fait une injection de 30 cmc. de sérum anti-charbonneux. Le soir, la température est de 39°5. Le lendemain, 13 novembre, le malade se sent mieux ; il a 37°5 le matin et 38°2 le soir. Le 14, la température tombe à 37° 6 et redescend graduellement sans jamais s'élever de nouveau.

L'adénite sous-maxillaire disparaît peu à peu, et le malade quitte l'hôpital le 20 novembre ne présentant plus, comme lésion, que l'escarre due au thermo-cautère.

Un cobaye, inoculé le 12 novembre, est mort en 40 heures et on a retrouvé des bactéridies dans son sang, son foie et sa rate.

OBSERVATION IV

B... Charles, 33 ans, mégissier à Saint-Denis. Le 14 novembre 1909, il remarque une petite rougeur et du gonflement à la joue gauche; le malade craint d'avoir le charbon. Le 17, il entre à l'Hôpital. Les examens clinique et microscopique sont positifs, mais l'état général est excellent. La température est à 37° 7. On fait une cautérisation légère au thermo et une friction d'onguent mercuriel belladonné sur un ganglion sous-maxillaire qui est gros et un peu douloureux. On n'a pas recours au sérum, le malade restant en observation. Il sort le 25 novembre, sans que, à aucun moment, sa température ait atteint 38°. Il lui reste une petite plaie due à la cautérisation.

OBSERVATION V

O... Julien, 18 ans, mégissier à Saint-Denis. Le 28 novembre 1909, il remarqua sur la joue droite un petit bouton rouge à peine visible. Le 29, le bouton a grossi et rougi, les ganglions sous-maxillaires droits sont gros et douloureux ; pas de signes généraux. Le 30, il vient à la consultation avec une pustule assez nette cliniquement. L'examen microscopique est positif, on garde le malade dans le service et on le touche au thermo-cautère. Le soir, sa température s'élève à 39°. On injecte 30 cmc. de sérum anti-charbonneux. Le 1er décembre, la température tombe le matin à 38°5, et remonte le soir à 39°9 ; on réinjecte 20 cmc. de sérum et le lendemain la température tombe à 37°4. Elle s'y maintient jusqu'au 9 décembre, date à laquelle le malade sort de l'hôpital.

Un cobaye, inoculé le 30 novembre, est mort charbonneux en 39 heures.

OBSERVATION VI

C... Henri, mécanicien à Saint-Denis. Le 8 janvier 1910, il constate une petite rougeur au niveau de la région latérale droite du cou, mais n'y prête pas autrement attention. La rougeur augmente et s'élargit ; il vient consulter le 11 janvier. On le garde à l'hôpital ; il présente une pustule nette dans laquelle le microscope montre des bâtonnets caractéristiques : céphalée, courbature, nausées, engorgement ganglionnaire, œdème rouge de la partie inférieure du cou et de la partie supérieure du thorax. Température 40°5. On brûle au thermo la pustule, largement, et on injecte 30 cmc. de sérum anti-charbonneux.

Le 12 janvier : température 39°5 le matin et 40° le soir. On injecte de nouveau 30 cmc. de sérum. Le 13, température 39°2 le matin, 38° le soir : on injecte encore 30 cmc. de sérum. Le 14, la température tombe à 37° 2 et ne dépasse plus jamais ce degré. Les symptômes généraux se sont graduellement amendés et l'œdème du cou et du thorax, recouvert de pansements humides, a disparu peu à peu. Le malade, complètement guéri, quitte l'hôpital le 20 janvier, n'ayant plus qu'une escarre, assez profonde, causée par le thermo-cautère.

Un cobaye, inoculé le 11 janvier, est mort charbonneux en 36 heures.

OBSERVATION VII

T... Marcel, 15 ans, rogneur de peaux à Saint-Denis.

Le samedi 15 janvier 1910, petit bouton rouge à la face dorsale du poignet gauche. Le dimanche soir, le malade commence à souffrir ; il a une « glande » dans l'aisselle. Le lundi 17 janvier, il vient àl a consultation. On diagnostique une pustule avec œdème de la main et de l'avant-bras ; traînée de lymphangite à la face interne du bras, adénite axillaire, nausées, céphalalgie. L'examen microscopique est positif. On garde le malade à l'hôpital. Température de 38° le matin et 40° le soir. On touche au thermo-cautère et on inocule 30 cmc. de sérum anti-charbonneux.

Le mardi, température de 39° le matin et 39° 4 le soir ; nouvelle inoculation de 30 cmc. de sérum. Le mercredi, la température tombe à 37° 5 et s'y maintient. La lymphangite a disparu, l'adénite est en voie de résolution. Le malade sort le dimanche, 23 janvier, complètement guéri.

Un cobaye, inoculé le 17 janvier, meurt en 38 heures ; on trouve des bactéridies dans le sang, le foie et la rate.

OBSERVATION X

D... Auguste, 14 ans, rogneur dans une mégisserie de Saint-Denis. La maladie débute, le 13 octobre 1910, par l'apparition d'un petit bouton rouge sur la joue gauche, avec maux de tête, courbature, nausées. D... vient à l'hôpital le 14 octobre ; il présente une pustule, cliniquement assez nette, avec une adénite sous-maxillaire et 40° de température. Examen microscopique positif. On touche fortement la pustule au thermo-cautère et l'on injecte 30 cmc. de sérum anti-charbonneux. Le 15 octobre, la température est à 39°2 le matin, et 39°8 le soir ; état général toujours sérieux. Le pouls est à 112 à la minute. On inocule 30 cmc. de sérum et 20 cmc. d'électrargol.

Le 16, on note une température de 38°2 le matin et 38° 9 le soir ; nouvelle inoculation de 20 cmc. de sérum. Le 17, la température est de 37° 2 le matin et 37° 6 le soir ; l'état général s'améliore, l'adénite diminue peu à peu, le malade n'a plus de fièvre. On le garde cependant jusqu'au 1er novembre, pour pouvoir panser la plaie assez profonde occasionnée par la cautérisation.

OBSERVATION XIII

C... Lucien, 17 ans, rogneur dans une mégisserie, se présente à l'hôpital le 13 mai 1910. On fait le diagnostic de puce maligne de la région malaire droite : le microscope en montre l'exactitude, mais les bâtonnets sont peu nombreux. Aucun trouble de l'état général. La température est de 37°5. On touche la lésion au thermocautère. Le 14 mai, température de 36°8 le matin et 37° 5 le soir. Le 15 mai, même état. Mais le 16 au matin, le thermomètre marque 38°6 et le soir 39° sans que rien dans l'examen systématique du malade permette d'attribuer cette ascension à une cause autre que l'évolution de la pustule. On inocule 30 cmc. de sérum anti-charbonneux. Le lendemain, matin et soir, la température est à 37°. Brusquement, et toujours sans cause étrangère, le 18 au matin, le malade fait 38° et le soir 38°4. Pour la deuxième fois, on injecte du sérum anti-charbonneux, à la dose de 20 cmc. Le lendemain, la température n'était plus que de 37°5 matin et soir et de 37° les jours suivants. Le malade sort guéri le 23 mai.

Un cobaye, inoculé le 13 mai, meurt en 48 heures; on trouve des bactéridies dans le sang et les viscères.

OBSERVATION XV

B... Guillaume, 31 ans, mégissier à Saint-Denis, vient à la consultation de l'hôpital, le 6 mars 1911. Il a déjà eu le charbon en 1907. Depuis la veille, il a sur la joue droite un petit bouton rouge, avec un point brunâtre au centre et légèrement prurigineux. Aucun trouble de l'état général. A son entrée, la température est de 37°3 ; le soir elle monte à 38° 1. On cautérise au thermo la lésion, dans la sérosité de laquelle le microscope a montré quelques bâtonnets. On injecte en outre 30 cmc. de sérum anti-charbonneux. Le lendemain, la température est redevenue normale. Le malade sort du service le 8 mars, mais revient tous les matins à la consultation jusqu'au 13 mars ; à cette date, sa lésion locale est complètement guérie.

Un cobaye, inoculé le 6 mars, est mort charbonneux en 56 heures. Peut-être doit-on attribuer l'allure particulièrement bénigne de ce cas au fait que le malade avait eu le charbon 4 ans auparavant.

OBSERVATION XVIII

Le F... Joseph-Marie, travaillant dans une mégisserie à Saint-Denis, depuis 6 ans, n'a jamais été malade.

Le mardi 10 octobre 1911, dans l'après-midi, il s'aperçoit qu'il présente à la joue droite « un petit bouton de la grosseur d'une tête d'épingle », un peu au-dessus du bord inférieur du sous-maxillaire, à 4 centimètres environ de l'oreille ; pas de douleur locale ; mais, dans la nuit, quelques maux de tête.

Le mercredi matin 11, le malade vient à la visite de l'Hôpital. On

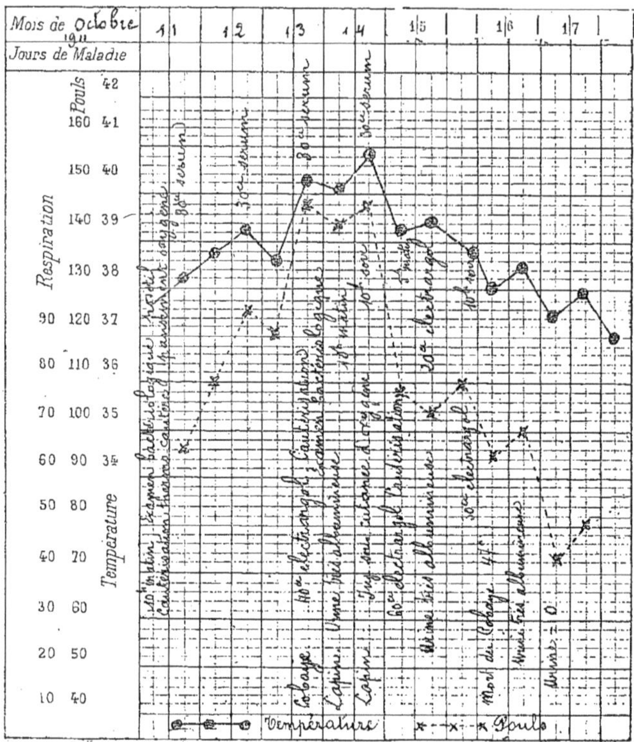

Fig. 10. — Le F..., feuille de température. Obs. XVIII.

pratique un examen bactériologique et on constate la présence de nombreux bâtonnets. A ce moment, la lésion montre à son centre une escarre jaune brun de la grosseur d'une petite lentille, entourée d'une zone de vésicules claires ou légèrement louches, le tout reposant sur une base œdématiée et indurée, du diamètre d'une pièce de cinq francs. La réaction inflammatoire est peu intense ; on sent à peine une légère tuméfaction sous-maxillaire. On cautérise la plaie au thermo-cautère, et on fait un grand pansement à l'eau oxygénée. Le malade entre dans le service le soir même avec une température de 38°2 et le pouls à 96 ; il se plaint de légers maux de tête. On fait une injection sous-cutanée de 30 cmc. de sérum anti-charbonneux de l'Institut Pasteur.

Le jeudi matin 12 octobre, température 38°8, pouls 110 ; la zone d'œdème s'agrandit et gagne la face latérale du cou ; la peau est dure et luisante. Le soir, température 39°3 ; pouls 126 ; maux de tête. On fait une deuxième injection de 30 cmc. de sérum anti-charbonneux. Le vendredi matin 13, température 38°6, pouls 120 ; le malade se trouve un peu mieux que la veille. Localement, pas de différence : escarre due aux cautérisations, induration des tissus de la région latérale du cou ; on ne sent plus au palper la branche inférieure du sous-maxillaire.

Le soir, température de 40°3, pouls à 148. Céphalalgie intense, langue saburrale, quelques frissons. La partie supérieure et latérale du thorax est envahie, la tuméfaction gagne également l'oreille, dont le lobule est surélevé. On fait une troisième injection de 30 cmc. de sérum anti-charbonneux.

Le samedi matin, 14 octobre, température de 40°1 et pouls à 144 : céphalée intense ; autour de l'escarre se sont développées de nouvelles vésicules ; on refait un examen bactériologique qui décèle la présence de bâtonnets. On cautérise profondément à nouveau et on fait sur toute la région œdématiée des pointes de feu profondes. A 9 heures du matin, on inocule un cobaye et on fait une injection sous-cutanée de 30 cmc. d'électrargol ; à deux heures de l'après-midi, on fait une prise de sang, à la pulpe de l'index ; on constate la présence de bâtonnets dans le sang. On prélève du sang avec une ventouse scarifiée et on en injecte deux cmc. dans la veine auriculaire d'un lapin. A 3 heures du soir, la température est de 40°9. On fait une quatrième injection de 30 cmc. de sérum anti-charbonneux ; en même temps, on pratique de nombreuses injections d'oxygène autour de l'escarre et dans toute la région œdématiée. Le malade, depuis son entrée, est au régime lacté absolu (3 litres de lait) ; on le pousse à boire beaucoup et il absorbe une potion de Todd, du champagne, un litre d'eau d'Evian, deux litres d'eau iodée et 2 litres d'eau faiblement oxygénée.

Les urines sont assez abondantes et contiennent de fortes traces d'albumine.

Pendant la nuit :

à 8 h. 30	Température	40°5.	Pouls 108
à minuit	—	39°2	
à 5 h. du matin	—	38°8	
à 7 h. du matin	—	39°1.	Pouls 108

Le dimanche 15 octobre, on fait, à 10 heures du matin, une injection sous-cutanée de 60 cmc. d'électrargol. Il s'est reproduit quelques phlyctènes ; l'examen de leur sérosité décèle des bâtonnets. On cautérise au thermo.

Le soir, la température est à 39°4, pouls 104. L'examen du sang du malade et celui du sang du lapin, pratiqués à 6 heures du soir, sont négatifs tous les deux. On fait néanmoins des injections d'oxygène dans le tissu cellulaire œdématié du cou et de la région thoracique droite supérieure. En outre, on injecte sous la peau 20 cmc. d'électrargol.

Les urines sont albumineuses et leur quantité atteint 8 litres. Le traitement général est le même que la veille. Le lundi 16 octobre, le matin, température : 38° ; pouls : 96. La lésion locale n'a plus tendance à s'étendre. L'état général est meilleur ; on recueille 5 litres d'urine albumineuse. On injecte 30 cmc. d'électrargol et on continue le même traitement général. Le soir, température : 38°8 ; pouls : 100.

Le mardi 17, au matin ; température : 37°2 ; pouls : 72. On se borne à appliquer le traitement général ; l'urine ne renferme plus d'albumine. Le soir, température : 38°, pouls : 80.

Le mercredi matin 18, la température est à 37°, le pouls à 72. On cesse le traitement et on donne au malade 45 gr. d'huile de ricin.

Les jours suivants, l'état général reste absolument bon. Localement, l'œdème disparaît rapidement, les croûtelles dues aux pointes de feu tombent et il ne reste plus que la grande escarre centrale, qui s'élimine peu à peu.

Le malade fait un abcès sérique, indolore au toucher, qui guérit très rapidement, après incision.

Il sort de l'hôpital le 29 octobre, mais, les jours suivants, il revient encore le matin pour faire panser la plaie due à la chute de son escarre.

Le cobaye est mort au bout de 47 heures et demie. A l'autopsie, on constate un œdème énorme, riche en bâtonnets ; le foie, la rate et le sang en renferment également une quantité énorme.

Le lapin est sacrifié le vendredi, au bout de 6 jours, après avoir présenté des signes de malaise par intermittences. A l'autopsie, on trouve un foie énorme œdématié, donnant au doigt une sensation de crépitation neigeuse, la rate est aussi augmentée de volume et dans ces organes, on constate la présence de bâtonnets caractéristiques.

OBSERVATION XX

UN CAS DE CHARBON INTESTINAL (méconnu)

N... Jean-Marie, âgé de 30 ans, demeurant rue de Paris, à Saint-Denis, mégissier, entré à l'hôpital le vendredi 11 mars à 8 heures du matin, décédé le 11 mars à 6 heures 1/2 du soir.

Le malade a été pris brusquement de malaise, le mercredi 9, à 5 heures du soir et a dû quitter son travail, se plaignant de céphalalgie. Vers 2 ou 3 heures du matin, il a ressenti une douleur dans la fosse iliaque droite, au-dessous et un peu en dehors de la vésicule biliaire ; il a eu des vomissements d'abord alimentaires, puis bilieux. Le jeudi matin, il se purge et évacue quelques selles. Le jeudi soir, il commence à vomir noir. Il a toujours une douleur violente limitée à la fosse iliaque droite, douleur irradiant vers la région lombaire. Dans la nuit, il fait venir le médecin, qui lui fait une piqûre de morphine et l'envoie à l'hôpital, où il entre le vendredi matin à 8 heures.

On l'examine à ce moment et on lui trouve l'abdomen rétracté, très douloureux à la palpation, surtout dans la fosse iliaque droite ; le testicule droit est remonté jusqu'à moitié de l'anneau ; la verge est en demi-érection.

On observe une défense musculaire généralisée à tout l'abdomen ; il n'existe pas d'hyperesthésie cutanée. Pas de météorisme. La matité hépatique est bien conservée. La rate est perceptible. Faciès grippé. Narines pulvérulentes ; il n'y a plus de céphalée. Vomissements noirâtres, pas d'odeur fécaloïde. Le cœur reste bon jusqu'à deux heures, mais à partir de ce moment il prend le rythme fœtal. Pouls petit, filant, 122 à midi ; à 4 heures, il est imperceptible. Pas de colapsus, seulement un peu de refroidissement des extrémités.

Température, le matin 37° 4, à midi 36°8, à 3 heures 39° 8.

Traitement : glace sur le ventre, eau d'Evian.

Examen des urines : traces d'albumine, pigments biliaires.

Examen des vomissements : présence de globules sanguins.

Autopsie (13 mars). — A l'ouverture de la cavité abdominale, on trouve les anses distendues, un peu congestionnées, surtout dans la région s'étendant du cœcum au côlon transverse, avec environ 1/2 litre de liquide louche dans la cavité péritonéale.

Rien à l'appendice, ni à l'estomac.

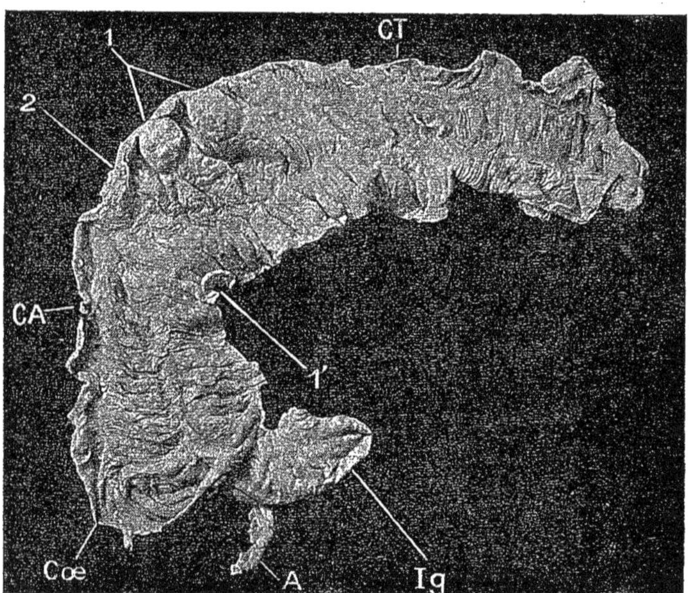

Phot. Rénault. Saint-Denis.

Fig. 11. — Charbon intestinal. Pièce anatomique conservée au laboratoire de St-Denis CT, côlon transverse ; CA, côlon ascendant ; Cæ, cæcum ; A, appendice ; Ig, intestin grêle ; 1, 1', œdème charbonneux ; 2, paroi intestinale épaissie.

A l'ouverture de l'estomac et de l'intestin, on trouve du sang digéré. La muqueuse digestive présente des ecchymoses, surtout dans l'estomac et au niveau du duodénum.

L'intestin grêle ne présente rien d'anormal ; au niveau de l'angle droit du côlon, l'intestin est très congestionné, avec parois œdématiées.

On incise le côlon et on constate à ce niveau un œdème de la partie interne sur une largeur de quatre travers de doigts. La muqueuse est soulevée, parsemée de bulles qui donnent, sous le doigt, la sensation de crépitation neigeuse.

L'œdème est assez prononcé pour obstruer la lumière de l'intestin.

L'examen histologique de la région n'a pas été pratiqué, on a fait seulement, avec le sang prélevé à ce niveau, un frottis qui a décelé la présence de bactéridies charbonneuses.

Foie de volume normal, un peu congestionné. La vésicule biliaire est fortement distendue par une notable quantité de bile.

Rate un peu grosse.

Reins, présentant des bassinets distendus par l'urine.

OBSERVATION XXIV

L... François, 28 ans, 10, rue des Poissonniers, mégissier, travaille les peaux en poils, et principalement les peaux venant de Russie et de Serbie.

Présente, le 21 avril, un petit bouton de la grosseur d'une tête d'épingle à la région frontale gauche.

Le lundi 22, le bouton a grossi ; l'ouvrier se plaint de céphalée, il accuse des douleurs dans les jambes et la région lombaire. Il quitte son travail à midi, rentre chez lui et a des vomissements alimentaires dans la soirée.

Le mardi 23, L... se rend à son travail ; les maux de tête, les nausées et son état de fatigue générale attirent l'attention de son contre-maître, qui le fait diriger sur l'hôpital de Saint-Denis.

L'examen microscopique, après fixation à la chaleur et coloration au bleu de méthylène, décèle la présence de nombreux bâtonnets charbonneux (25 à 30 par champ de microscope), dans l'exsudat recueilli au niveau de la pustule.

Température 40°, pouls 120. On cautérise le mal au thermocautère ; on fait un pansement à l'eau oxygénée et on injecte 30 cmc. de sérum anticharbonneux.

Le soir, température, 40°6 ; pouls, 116°. On pratique une injection de 30 cmc. d'électrargol ; l'examen des urines ne révèle ni sucre, ni albumine.

Le mercredi 24 au matin, température 40°, pouls 105° ; le malade accuse une forte céphalée. On note la présence de ganglions préauriculaire et sous-maxillaire ; la région latérale du cou présente également un empâtement volumineux et douloureux à la pression. La langue est saburrale. La totalité des urines, émises depuis la veille, se monte à un litre seulement ; on ne constate pas d'éléments anormaux. On pratique une deuxième injection de 30 cmc. de sérum anti-charbonneux.

Le soir, la température monte à 41°2 ; il est fait une injection de 40 cmc. d'électrargol.

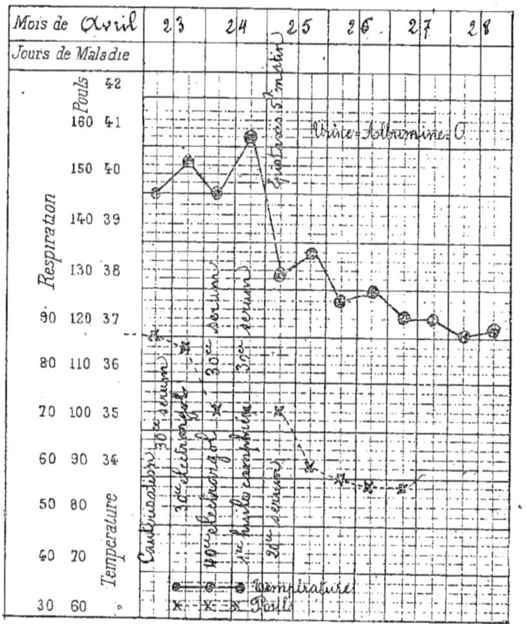

Fig. 12. — Feuille de température L... François. Observation XXIV

Dans la nuit, la température se maintient ; le pouls reste à 104°. Par prudence, il est fait une injection de 30 cmc. de sérum anticharbonneux. Vers 5 heures du matin, le malade a une épistaxis : la température tombe à 38°3 et le pouls à 92°.

On note une zone d'œdème au niveau du sphacèle de la pustule. La tuméfaction préauriculaire s'accentue légèrement ; la région du cou reste sensiblement la même.

Le malade a bu beaucoup dans la nuit ; les urines de 24 heures montent à 4 litres.

On pratique un examen du sang, pris à la pulpe d'un doigt, et on constate la présence dans le champ du microscope de 2 bâtonnets caractéristiques.

Le soir, la température est de 38° 8 ; on pratique néanmoins une injection de 20 cmc. de sérum.

Le malade a une épistaxis légère dans la nuit ; le lendemain, la température est de 37° 8. On purge le malade, qui sort de l'hôpital 2 jours après, la cicatrice est totalement réalisée en cinq jours.

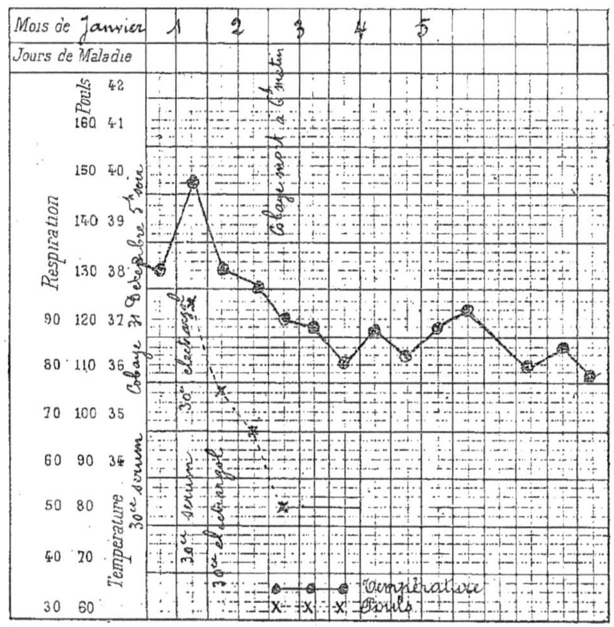

Fig. 13. — Feuille de température d'un cas de charbon non relaté dans le présent ouvrage.

OBSERVATION XXVI

Double pustule.

B... Charles, 18 ans, rogneur, présente, le 23 mai 1911, deux légers boutons de la région sterno-cléido-mastoïdienne droite.

Ces deux boutons augmentent de volume et l'ouvrier est envoyé le 24, dans l'après-midi, à l'hôpital de Saint-Denis.

Aucune réaction générale ; pas de maux de tête, température 37°5, pouls 80° ; néanmoins, on note la présence de ganglions petits et douloureux à la pression des régions sous-maxillaire, pré et rétro-auriculaire.

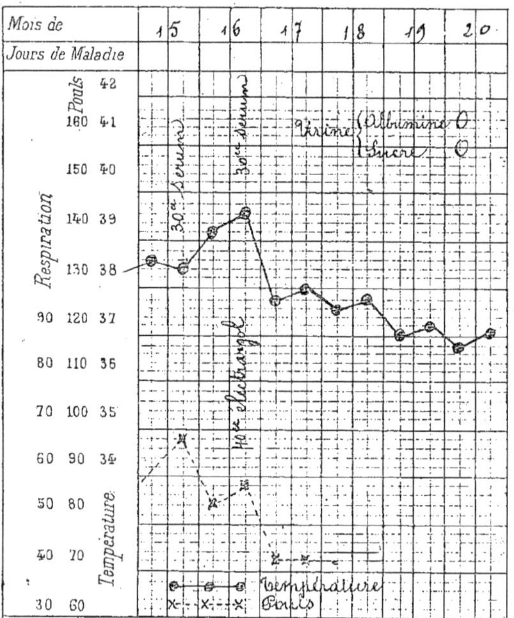

Fig. 14.
Feuille de température d'un cas de charbon non relaté dans le présent ouvrage.

L'examen microscopique des exsudats des deux boutons révèle la présence de bâtonnets caractéristiques.

On inocule un cobaye à la région habituelle ; on cautérise les deux pustules et on fait un pansement oxygéné.

Les jours suivants, le malade n'ayant présenté aucune complication (ni fièvre, ni vomissements), on se contente de lui faire des pansements oxygénés.

Il sort de l'hôpital après 5 jours de traitement, complètement guéri.

Le cobaye est mort trente-six heures après l'injection et on a constaté un œdème localisé au niveau de la paroi abdominale, une péritonite généralisée, le foie et la rate considérablement augmentés de volume ; les frottis, pratiqués à ces niveaux, montrent la présence d'une culture pure de charbon.

OBSERVATION XXX

Un cas de pustule maligne, grave, de la joue droite. Traitement appliqué au bout de 4 jours d'évolution.

Valérie R..., 18 ans, infirmière à l'hôpital de Saint-Denis, dans un service de médecine. N'a jamais été malade. Tempérament lymphatique, a toujours présenté sur la face de nombreux boutons d'acné. Mariée depuis 15 jours.

Le lundi 19 février 1912, la jeune infirmière se plaint, le soir, de céphalée ; elle accuse quelques nausées.

Le lendemain 20 février, après une nuit très agitée, elle se réveille présentant un œdème considérable de la face droite et de la paupière inférieure correspondante.

La céphalée est vive. Température + 38°. Pouls 108.

L'examen de la région malade montre un bouton d'acné un peu plus gros que les autres situé à l'union de la paupière inférieure et de la joue. On pense à une infection locale et on diagnostique *Erysipèle de la face.*

Le traitement usité en pareil cas est établi : pommade antiseptique sur la région malade ; quinine, régime lacté. Le soir la température est de 40° ; le pouls bat à 130.

Le mercredi matin, les symptômes généraux sont à peu près les mêmes que la veille.

Localement, le « bouton » a grossi ; il présente à son milieu une teinte noirâtre. Autour, se sont développées de nombreuses vésicules :

Température : matin 39° Pouls 124
— soir 40°1 — 140

Le jeudi, la température se maintient à 40°2 et le pouls à 140 ; la malade est très agitée, il y a eu du délire dans la nuit, la langue est saburrale et sèche. La céphalée, très vive. Les urines sont rares et contiennent une forte proportion d'albumine. Localement la lésion s'est étendue ; la paupière supérieure est œdématiée ; on ne voit plus le globe de l'œil.

A la contre-visite du soir, la malade est présentée pour la 1re fois à l'un de nous. L'évolution rapide de la maladie, la présence du « bouton » entouré de ses vésicules, et surtout l'œdème volumineux, nous font songer immédiatement à un cas de pustule maligne. Ra-

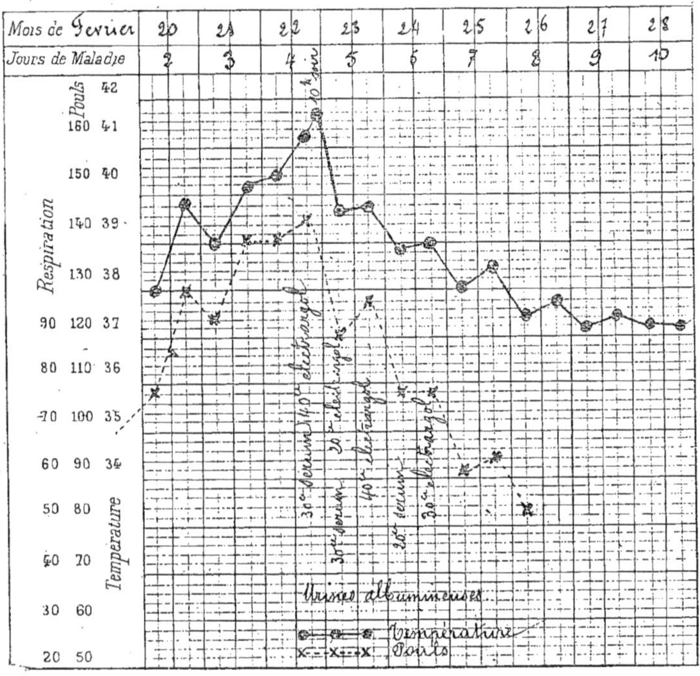

Fig. 15. — Obs. XXX.

pidement nous questionnons la famille de notre malade et nous apprenons que notre infirmière était allée passer la journée du dimanche chez son beau-père, mégissier dans une usine de Saint-Denis.

Avec un bistouri flambé, nous recueillons un peu d'exsudat de la lésion et nous nous rendons au laboratoire.

Quelques instants après, notre diagnostic était confirmé et le champ microscopique était couvert de bâtonnets caractéristiques.

Nous faisons passer la malade dans notre Pavillon et nous instituons immédiatement un traitement intensif. Nous pratiquons une injection de 30 cmc. de sérum anticharbonneux ; nous cautérisons le mal au thermo-cautère et nous faisons des pointes de feu profondes dans les vésicules : la zone d'œdème reçoit en outre des injections d'oxygène.

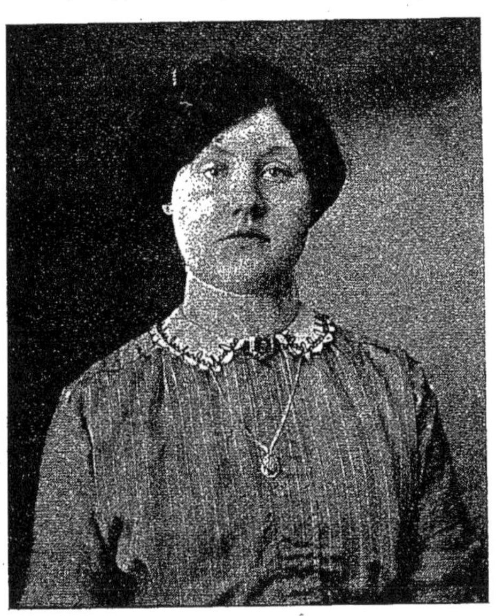

Cliché Hénault. Saint-Denis.

Fig. 16. — Obs. XXX. — Valérie R..., après guérison.

A 10 heures du soir, les symptômes généraux, loin de s'améliorer, s'accentuent. La température est de 41°8 ; le pouls est petit, filiforme, très difficile à compter.

Nous faisons une injection sous-cutanée de 40 cmc. d'électrargol.

Les urines sont examinées : présence d'albumine.

Le vendredi matin, la température tombe à 39°6 ; pouls 120. On pratique une injection de 30 cmc. de sérum et 20 cmc. d'électrargol.

Le soir on note : température 39°8 ; pouls 128, bien frappé. On fait une nouvelle injection de 40 cmc. d'électrargol. Les symptômes locaux sont restés sensiblement les mêmes. Les phénomènes généraux se sont améliorés. Peu de céphalée, pas de nausées. La malade a bu beaucoup (eau faiblement oxygénée, Potion de Todd, Champagne).

Les urines montent le soir à 2 litres.

Peu d'albumine.

Le samedi matin, la température est de 38°8 ; pouls 108 ; le soir température : 39° ; pouls 108.

On fait néanmoins le matin une injection de 20 cmc. de sérum, et le soir, de 30 cmc. d'électrargol.

Les jours suivants, les symptômes généraux sont toujours de mieux en mieux, et la température finit par tomber à 37° 4 le lundi matin.

En résumé, la guérison s'est opérée après 4 jours de traitement. Il persiste une escarre profonde, due à la thermo-cautérisation.

La cicatrice se fait mal ; la paupière inférieure est tirée en bas, laissant à découvert le globe de l'œil.

La malade est dirigée plus tard sur le service ophtalmologique de l'hôpital Lariboisière. — Deux opérations furent pratiquées pour rendre à la paupière sa forme primitive. Nous donnons ci-dessus la photographie de notre malade après 5 mois de traitement.

Du tableau établi page 80, il résulte que les deux méthodes de traitement du Docteur Le Roy des Barres ont donné :

La 1re : 14 o/o de décès
La 2e : 10 o/o.

De 1903 à 1908, le traitement anti-charbonneux employé par le Docteur Villière (sérum de l'Institut Pasteur) a fait tomber la mortalité à 3, 6 o/o.

Avec le traitement combiné de sérum de l'Institut Pasteur et d'électrargol, la mortalité tombe à o, pour la période d'observation de 1909 à 1912 (sans tenir compte, bien entendu, du cas de charbon intestinal, mentionné à l'observation 20).

Nous croyons que les résultats que nous avons obtenus de 1909 à 1912 sont dus non seulement au nouveau traitement inauguré, mais aussi en grande partie à l'empressement des malades qui se présentent à l'hôpital, tout au début de leur maladie (les prodromes étant mieux connus des intéressés).

CHAPITRE V

LE CHARBON AU POINT DE VUE INDUSTRIEL

Des statistiques établies à Saint-Denis, il résulte que le charbon sévit surtout parmi les ouvriers occupés aux premières opérations que doivent subir les crins et les peaux. On constate aussi qu'une certaine proportion des cas se rapportent à des personnes n'ayant aucun contact avec la matière brute, c'est-à-dire travaillant la matière après qu'elle a subi l'action des ingrédients chimiques, des substances tannantes ou de la vapeur d'eau.

On peut donc dire que, dans une usine traitant les crins, dans une mégisserie recevant des peaux étrangères, tout le personnel se trouve plus ou moins exposé à contracter le CHARBON.

Comment protéger le personnel contre le danger? Comment éviter la pustule maligne?

On a songé à stériliser les matières premières à l'arrivée à l'usine : cette opération, réalisable pour le crin, devient impossible pour la peau. Celle-ci ne peut être en effet soumise à la vapeur et elle ne peut être mise en travail qu'après examen. L'industriel doit reconnaître de près sa marchandise, faire des classements, se rendre compte, en un mot, de la valeur de son acquisition, de façon à pouvoir au besoin présenter à son vendeur telles observations utiles, et aussi, le cas se présente parfois, refuser la livraison.

Pourrait-on soumettre, dans des chambres appropriées, et avant leur déballage, les peaux à des stérilisants gazeux? Nous ne le croyons pas; le seul gaz dont l'action puisse être considérée, jusqu'à un certain point, comme efficace est le chlore; mais ses effets corrosifs entraîneraient l'altération des peaux, et d'autre part, dans les balles, du fait de la compression à laquelle elles ont été soumises, l'échange gazeux serait impossible : seules les parties extérieures de la balle seraient soumises à l'action du réactif.

Le déballage s'impose donc. La stérilisation au gaz chlore pourrait-elle se faire sur les peaux déballées? Nous ne le croyons pas non plus, car les bactéridies et les spores, agglutinées par les sérosités, ne subiraient à l'état sec aucune action destructive.

Le déballage est dans tous les cas une opération préalable à tout traitement ; il apporte son coefficient de chances de contagion qu'on peut représenter par 21 o/o des cas de pustule maligne.

Les peaux déballées peuvent-elles être stérilisées ? Le rapport si documenté de M. le Docteur Abt répond par la négative : ou bien le procédé préconisé est inemployable (acide chlorhydrique) ou bien il est sans effet utile (bichlorure de mercure).

Méthode de stérilisation des peaux charbonneuses

Mémoire lu à l'Assemblée du Syndicat général des cuirs et peaux de France, le 28 avril 1913, par M. le docteur Abt, *de l'Institut Pasteur.*

Je viens seulement vous donner un résumé rapide des expériences que j'ai entreprises sur la stérilisation des peaux charbonneuses ; ces expériences seront exposées et discutées dans un prochain rapport.

Il est clair d'abord que les seules peaux qu'il y aurait lieu de stériliser sont les peaux sèches. La charge pour la tannerie serait donc relativement limitée, et les peaux à stériliser appartiendraient aux catégories les moins délicates, les moins aptes à souffrir des traitements supplémentaires. On ne peut évidemment pas réaliser, dans les expériences de laboratoire, les conditions naturelles de l'infection charbonneuse.

J'ai cherché à juger, aussi bien que possible, les procédés de stérilisation en combinant deux méthodes : d'une part, j'ai traité, comme on le ferait dans la pratique, des peaux de cobayes morts du charbon. Ces peaux sèches, et conservées quelques semaines, contenaient des spores. Avant de les stériliser, j'ai vérifié chaque fois qu'un petit fragment inséré sous la peau d'un cobaye lui donnait un charbon mortel. La peau stérilisée était inoculée de la même manière à trois cobayes pour chaque peau, et en même temps éprouvée par ensemencement dans trois tubes de bouillon ; il est possible qu'une spore trop affaiblie pour tuer l'animal soit encore capable de germer dans un milieu de culture. D'autre part, afin de pouvoir multiplier les expériences sans sacrifier trop d'animaux, et étudier la résistance des spores dans des conditions plus rigoureuses, j'ai fait des préparations de spores séchées sur lamelles de verre et recouvertes d'une couche d'albumine ; après la stérilisation, les lamelles étaient transportées dans les milieux de culture. J'ai ainsi inoculé au total 130 cobayes, et fait 142 séries d'expériences sur les spores séchées. Les deux méthodes ont été appliquées à six origines différentes de charbon.

MM. Schattenfroh et Kohnstein proposent de traiter les peaux par l'acide chlorhydrique à 2 o/o, en présence de sel à 10 o/o pendant 48 heures ou par l'acide à 10 o/o avec 8 o/o de sel pendant 6 heures. D'après les essais publiés, la désinfection est parfaite. Mais les auteurs calculent ces concentrations en acide chlorhydrique pur, alors que l'acide commercial ne contient que 35 à 38 o/o d'acide chlorhydrique. Il est facile de calculer que 2 o/o d'acide chlorhydrique pur correspondent à 2,68 d'acide sulfurique.

Il m'a semblé qu'aucun tanneur n'accepterait de soumettre ses peaux à un pareil traitement; aussi ai-je seulement cherché quelle pourrait être la valeur de la méthode en abaissant la concentration à 2 o/o ou même 1 o/o de la solution commerciale d'acide chlorhydrique.

Les résultats ont été assez encourageants pour les peaux de cobayes. J'ai fait 10 expériences distinctes, et, par suite, inoculé 30 cobayes. Un seul est mort.

En éprouvant les peaux par la culture, la stérilisation s'est montrée imparfaite dans 2 des cas d'expériences.

Avec les spores séchées, les succès ont été moins réguliers. Sur 14 séries, la concentration de 2 o/o d'acide chlorhydrique a été insuffisante 5 fois, soit 33 o/o des cas. Cela tient à ce que j'ai à dessein employé des spores de résistances très différentes. Les unes ne supportaient que 5 secondes de chauffage à 100° et étaient déjà tuées par 1 et même 0, 5 o/o d'acide ; d'autres résistaient 3 minutes à 100° et donnaient des échecs avec l'acide à 2 o/o.

J'ai essayé également l'acide chlorhydrique à 1 o/o pendant 8 heures à 40°. Ce procédé n'a pas réussi. Une peau inoculée à 3 cobayes a causé 2 décès ; les cultures étaient positives.

Parmi les autres acides, l'acide sulfurique, à concentration équivalente, s'est montré un peu inférieur à l'acide chlorhydrique ; les acides formique et trichloracétique furent très inférieurs.

Il n'y a donc pas lieu d'essayer ces acides.

Quant aux services qu'on pourrait attendre de l'acide chlorhydrique aux concentrations employées, malgré les insuccès que j'ai obtenus, je m'expliquerai sur ce point pour toutes les méthodes de stérilisation à la fois. Reste l'autre face de la question : le dommage qui pourrait en résulter pour les peaux;

le procédé est un picklage. La concentration de 2 o/o d'acide chlorhydrique commercial correspondant à peu près à 1 o/o d'acide sulfurique, calculée sur le liquide et à 2 o/o sur le poids de peau, dans les conditions habituelles du picklage, je doute qu'un pareil traitement puisse être appliqué au cuir à semelles.

Pour toutes les catégories de peaux qui subissent habituellement le picklage, il serait au contraire acceptable. Enfin s'il s'agissait de désinfecter un lot de peaux manifestement contaminées, on pourrait même forcer la concentration et obtenir ainsi une plus grande sécurité.

Le procédé de M. Seymour-Jones est d'un emploi plus général dans la pratique. Il consiste à traiter les peaux par le sublimé à 1 p. 5000, en présence d'acide formique, puis par le sel à 10 o/o ; mais les doses d'acides primitivement indiquées par M. Seymour-Jones sont exagérées. Il y a à cet égard deux questions à distinguer : 1° l'acide augmente-t-il le pouvoir antiseptique du sublimé ? Après plusieurs essais, je puis affirmer qu'il le diminue, au contraire ; 2° le sublimé forme avec les albumines des combinaisons insolubles et ne peut plus agir que dans les points où il est ainsi fixé : l'acide formique dissoudrait ces composés et libérerait le sublimé. De plus, il gonfle la peau et y fait pénétrer le sublimé en même temps que l'eau : il permet à la solution antiseptique de mouiller la peau. Tout ceci est exact et revient à dire qu'il faut ajouter de l'acide (et juste assez d'acide), pour assurer un bon reverdissage.

M. Seymour-Jones, à qui j'ai soumis cette question, admet aujourd'hui qu'une concentration de 2 à 2,5 p. 1000 est suffisante pour les gros cuirs. La méthode devient ainsi tout à fait semblable à celle que beaucoup d'usines emploient pour le reverdissage ordinaire.

La présence du sublimé, dont une partie adhère aux peaux, risquerait de former un peu de sulfure de mercure gris noir dans les pelains aiguisés au sulfure de sodium. Pour éviter cet inconvénient, M. Seymour-Jones conseille de faire un bon lavage, en faisant tourner les peaux au tonneau dans l'eau salée. Il affirme que, dans ces conditions, il ne se produit aucune coloration désagréable. Je ferai encore remarquer que l'addition de sel au bain de sublimé, lui-même, en diminue fortement le pouvoir antiseptique, et doit, conséquemment, être rejetée. Quant à l'efficacité du procédé, sur 15 expériences de stérilisation de peaux charbonneuses, et à raison de 3 inoculations par expérience, soit au total 45 cobayes inoculés, je n'ai pas eu un insuccès ; les mêmes peaux, éprouvées par la méthode des cultures, ont donné un seul ensemencement positif sur 45. Les résultats sont donc très bons. Mais il se produit dans la stérilisation par le sublimé (bichlorure de mercure) un phénomène très curieux et que j'ai pu étudier sur les spores séchées. Si l'on transporte dans le milieu de culture avec la lamelle de verre une trace de sublimé, on comprend qu'elle puisse empêcher la spore de pousser et donner ainsi l'illusion d'une stérilisation qui n'est pas réelle. Aussi prend-on la précaution de laver la lamelle, non seulement dans l'eau, mais dans un sulfure alcalin qui transforme le sublimé en sulfure de mercure, insoluble et inactif.

Il y a toutefois quelque chose de plus. J'ai constaté que des spores traitées par le sublimé à 1 pour 5.000, en présence d'acide formique, et maintenues ensuite pendant 5 minutes dans le sulfure de sodium à 2 pour 1.000, et même à 1 0/00, ne poussaient pas. Mais si l'on prolongeait pendant quelques heures le séjour dans le sulfure de sodium, elles redevenaient capables de développement. Il semble y avoir une véritable combinaison entre la spore et le sublimé, combinaison qui se détruit lentement dans les sulfures alcalins. En effet, si on traite, par le sulfure de sodium à 2 p. 1.000, des peaux de cobayes qui avaient paru parfaitement stérilisées, on obtient 1 décès sur 3 inoculations, dans une expérience, et 2 sur 3 dans une autre. Avec les spores séchées sur des lamelles de verre, j'ai obtenu quelquefois la stérilisation, malgré le passage dans le sulfure alcalin avec 1 : 4.000 de sublimé, mais pour les spores résistantes, il a fallu aller jusqu'à 1 : 500, et même au-dessus : ce sont là des concentrations auxquelles il ne faut pas songer dans la pratique.

Le procédé Seymour-Jones m'a paru parfait, aussi longtemps que les peaux n'arrivent pas dans des bains de sulfure de sodium. A partir de ce moment, il n'y a plus de certitude ; il se pourrait cependant que la chaux et les sulfures qui ne tuent pas les spores vivaces puissent les achever à la longue, lorsqu'elles ont déjà souffert par le sublimé. J'ai fait quelques expériences sur ce point.

Quant à chercher d'autres méthodes de stérilisation, il n'y a guère qu'un seul agent qui soit très actif et très économique : c'est le chlore.

J'avais obtenu sur les spores séchées de très bons résultats avec le chlore, en acidulant légèrement une solution de chlorure de chaux ou d'eau de javel. Mais avec les peaux de cobayes, il m'a fallu aller jusqu'à une concentration de 1 p. 1.000 de chlore, correspondant à 1 o/o de chaux. C'est un taux un peu élevé pour la pratique. Avant de conclure sur l'emploi du chlore, j'étudierai encore diverses modifications du procédé.

Pour l'essence de moutarde qui a été proposée par M. le Professeur Becker, il est exact qu'elle empêche le développement de la bactéridie charbonneuse, aussi longtemps qu'elle reste présente.

Mais dès que l'essence a disparu, par lavage ou par évaporation, on constate que ni la spore, ni même le bacille, n'ont été réellement tués. Les essais que j'ai faits sur des peaux de cobayes ont tous été négatifs.

En résumé, la méthode de l'acide chlorhydrique (dans le cas où elle serait applicable) et surtout le procédé au sublimé acide formique, jusqu'au passage en pelain au sulfure, donnent des résultats très encourageants. Mais j'ai dû faire, sur ces méthodes, des restrictions qui ne permettent pas de les considérer comme parfaites. La question se pose donc de la manière suivante : Dans quelle proportion la stérilisation abaisserait-elle le nombre annuel des cas de charbon ? Remarquons que les diverses mesures d'hygiène imposées en Angleterre, depuis une dizaine d'années, ne semblent avoir eu aucune influence sur les statistiques et qu'il s'agit, en somme, pour nous, de mettre en balance des méthodes au point de vue pratique.

En particulier, pour la méthode au sublimé, d'après les statistiques, le plus grand nombre des cas de charbon se produit avant l'ébourrage : soit en Angleterre, de 1903 à 1909, 66 o/o si l'on considère les usines seules ; 83 o/o si l'on comprend les docks et magasins. Dans les statistiques de Saint-Denis, on ne distingue pas les ouvriers qui introduisent les peaux dans les pelains de ceux qui font l'ébourrage ; suivant que l'on compte ce groupe comme antérieur ou postérieur au pelain, on trouve 89 ou 73 o/o des cas avant le pelain. Du reste, un grand nombre de germes sont probablement détruits par le sublimé, malgré le passage en pelain.

L'usage des sulfures n'est pas non plus universel ; la preuve en est que les peaux épilées à l'échauffe y échappent.

Il est donc impossible de dire si, oui ou non, des cas de charbon se produiraient, malgré la stérilisation des peaux. Si l'on veut se faire sur cette question une opinion sérieuse, le seul moyen serait, avant de généraliser l'emploi d'une méthode, de l'appliquer pendant une année dans une des usines qui ont régulièrement des cas de charbon. On peut ne pas accepter de faire une expérience ; mais j'estime qu'on ne peut pas imposer la stérilisation avant qu'elle ait été faite. »

Le problème est donc, jusqu'à ce jour, loin d'être résolu, et cependant les pouvoirs publics n'ont pas hésité à établir une série de prescriptions sur lesquelles de nombreuses objections ont été présentées et dont il n'a malheureusement pas été tenu compte. Certes, les pouvoirs publics, en promulguant le décret du 27 août 1910, étaient animés des meilleurs sentiments, mais il semble qu'il eût été préférable de tenir compte davantage de l'opinion de gens compétents (en l'espèce, les industriels et les cliniciens).

Donnons d'abord l'énoncé de ce décret; nous examinerons ensuite les articles qui le constituent, et procéderons à une critique impartiale basée sur des données certaines.

Décret du 27 août 1910 concernant les mesures à prendre contre l'infection charbonneuse.

Article premier. — Dans les établissements visés à l'article 1er de la loi du 12 juin 1893, modifiée par la loi du 11 juillet 1903, et où sont manipulés à l'état brut des poils, crins, soies de porc, laines, cornes, os, ou autres dépouilles provenant d'animaux susceptibles d'être atteints d'infection charbonneuse, les chefs d'industrie, directeurs ou gérants sont tenus, indépendamment des mesures générales prescrites par le décret du 29 novembre 1904, de prendre les mesures particulières de protection et de salubrité énoncées aux articles suivants :

Doivent être considérés comme à l'état brut, pour l'application du présent décret, les produits ou dépouilles qui n'ont pas subi les opérations ci-dessous :

Pour les crins, poils et soies de porc : Traitement à l'étuve à 103° pendant une heure, ou séjour de 2 heures dans l'eau bouillante ou blanchiment ;

Pour les peaux : *Tannage ;*

Pour les laines : *Dégraissage industriel;*

Pour les os et cornes : Etuvage à 103° pendant une heure, ou séjour de 2 heures dans l'eau bouillante, ou traitement par des antiseptiques forts.

Pourraient en être également admis tous les autres procédés de désinfection que le ministre du Travail, après avis du comité consultatif des arts et manufactures, reconnaîtrait équivalents.

Art. 2. — Un médecin désigné par le chef d'établissement procède aux examens et constatations ci-après ; sa rémunération est à la charge de l'entreprise.

Dès que les chefs d'industrie, directeurs ou gérants, ont connaissance qu'un ouvrier est atteint, soit d'un bouton sur une partie quelconque du corps, soit d'une coupure, écorchure ou gerçure non cicatrisées après trois jours de pansement à l'usine, ils doivent faire examiner immédiatement cet ouvrier par le médecin, qui indique les soins nécessaires. L'origine des matières reconnues susceptibles d'avoir déterminé l'infection, le nom, l'âge de l'ouvrier et le travail auquel il était occupé sont inscrits sur un registre spécial.

Chaque établissement doit être pourvu d'une boîte de secours contenant les médicaments et objets de pansement déterminés par arrêté ministériel. Cette boîte doit être constamment tenue en bon état et placée dans un local facilement accessible.

Art. 3. — Les chefs d'industrie, directeurs ou gérants sont tenus de mettre à la disposition du personnel ouvrier des tabliers et jambières imperméables, pour toutes les opérations où le corps est exposé à être mouillé par les eaux employées au travail des produits énoncés à l'article premier.

Art. 4. — Doivent être considérées comme dangereuses, pour l'application de l'article 5 ci-après, les industries suivantes, quand elles mettent en œuvre des matières provenant des régions qui seront désignées par un arrêté du ministre du Travail et de la Prévoyance sociale, après avis du ministre du Commerce et de l'Industrie et du ministre de l'Agriculture :

1° La préparation des crins ;

2° Le délainage, le lavage et le triage des laines ;

3° La mégisserie, la tannerie, la pelleterie ;

4° Le triage et le travail des os et cornes.

Sont considérés également comme dangereux, pour l'application du même article, le déballage, les manutentions et les autres opérations effectuées à sec sur des matières énumérées à l'article premier et provenant des régions déterminées par l'arrêté ci-dessus prévu.

Art. 5. — Dans les parties d'établissement spécialement affectées à l'exercice des industries ou à l'exécution des travaux dangereux définis par l'article 4, les précautions ci-après doivent être observées :

1° Dans les ateliers, le sol sera formé d'un revêtement imperméable ou d'un revêtement jointif, se prêtant facilement au lavage. Les murs seront recouverts, soit d'un enduit permettant un lavage à fond, soit d'un badigeon à la chaux. Ce badigeon sera fait toutes les fois qu'il sera nécessaire, et notamment lorsqu'un cas de charbon se sera manifesté. Les tables, établis et sièges, de même que le sol et les murs, seront lavés, aussi souvent qu'il sera nécessaire, avec une solution désinfectante.

Les outils seront soumis à des désinfections fréquentes.

2° Dans les magasins où sont déposées les matières visées à l'article premier, tout emplacement temporairement inutilisé doit être nettoyé avec l'emploi d'une substance désinfectante.

3° Pour les laines, crins, soies de porc et poils, les manipulations seront faites, autant que possible, en vase clos. Celles qu'il est impossible de faire de cette manière, comme l'ouverture des ballots, et, s'il y a lieu, l'époussiérage, doivent être faites dans des conditions qui permettent de recueillir tous les détritus et de les détruire ultérieurement.

4° Dans les locaux séparés des ateliers et magasins où s'effectuent les opérations dangereuses, il sera établi, à l'usage des ouvriers, un vestiaire-lavabo, soigneusement entretenu, pourvu de cuvettes ou de robinets en nombre suffisant, d'eau en abondance, ainsi que de savon, et pour chaque ouvrier une serviette remplacée au moins une fois par semaine. Ces vestiaires seront munis d'armoires ou de casiers et fermés à clef, ou par un cadenas, les vêtements de la ville étant séparés de ceux du travail.

A défaut d'armoire individuelle divisée en deux compartiments, tout ouvrier disposera de deux patères placées sur les côtés opposés du vestiaire, et destinées à recevoir, l'une, les vêtements de ville ; l'autre, les vêtements de travail. Les patères seront séparées par un intervalle de 80 cm. au minimum.

5° Le personnel aura à sa disposition des surtouts pour la manutention des matières brutes. Il disposera en outre de protège-nuque pour le transport des marchandises qui devraient être portées sur l'épaule.

Sauf impossibilité, toutes les marchandises brutes seront portées sur chariot ou sur civière.

Art. 6. — Le ministre du Travail et de la Prévoyance sociale peut, par arrêté pris sur le rapport des Inspecteurs du Travail et après avis du Comité consultatif des Arts et Manufactures, accorder à un établissement, pour un délai déterminé, dispense de tout ou partie des prescriptions de l'article 5, paragraphe 3, s'il est reconnu que l'application de ces prescriptions est pratiquement impossible, et que l'hygiène des travailleurs est assurée dans des conditions au moins équivalentes à celles qui sont fixées par le présent décret.

ART. 7. — Les chefs d'industrie, directeurs ou gérants, sont tenus de faire apposer, dans un endroit apparent des locaux de travail :

1° Un règlement d'atelier imposant aux ouvriers les obligations suivantes : se servir de divers vêtements de travail et autres effets de travail mis gratuitement à leur disposition, utiliser le vestiaire et les lavabos visés par l'article 5 (4°), prendre des soins de propreté à chaque sortie de l'atelier et ne pas apporter d'aliments dans l'atelier de travail ;

2° Une affiche indiquant les dangers du charbon ainsi que les précautions à prendre pour les éviter, et la nécessité pour les ouvriers de faire la déclaration prévue à l'article 2 ;

3° Le nom et l'adresse du médecin chargé du service médical de l'établissement.

Les termes de l'affiche prévue au présent article sous le n° 2 seront fixés par un arrêté ministériel.

ART. 8. — Le délai d'exécution des mesures édictées par le présent règlement est fixé à un an à dater de sa publication, sauf en ce qui concerne l'article 5, alinéas 1, 3 et 4 ; pour l'exécution des travaux de transformation qu'impliquent les trois derniers alinéas, le délai est fixé à trois ans.

(22 octobre 1910.)

Examen du décret.

ARTICLE I. — La classification des soies de porc, parmi les substances soumises au décret, ne nous semble pas répondre à une nécessité. On ne connaît pas de cas de charbon chez le porc, ou du moins aucun cas n'a été signalé depuis bien longtemps.

Pour les os et les cornes, les industriels de la région dionysienne qui traitent ces matières (et ils sont assez nombreux) n'ont jamais eu à enregistrer de cas de charbon ; de plus, étuver les os à 103° ou les tenir deux heures dans l'eau bouillante, c'est leur enlever la gélatine qu'ils contiennent et créer ainsi un déficit dans la fabrication ; c'est donc une opération nuisible et sans effet utile, puisque, nous le répétons, on n'a jamais constaté de cas de charbon dans des usines vieilles de 60 ans. Quant aux antiseptiques forts, nous savons que même le bichlorure de mercure ne donne aucune sécurité en ce qui concerne la destruction des spores charbonneuses.

Article II. — Dans l'article II, il est dit qu'un médecin désigné par le chef de l'établissement doit procéder aux examens et constatations. Nous croyons préférable d'envoyer le malade dans un hôpital où le traitement du charbon est bien connu, à moins que le médecin de la localité soit au courant de la méthode curative dont l'application est des plus simples ; la rareté des cas de charbon dans certains centres mégissiers peut être cause qu'au moment même où le traitement doit être pratiqué les éléments curatifs nécessaires, sérum et électrargol, fassent défaut.

Dans ce même article II, une grave erreur se glisse. « Dès que les chefs d'industrie ont connaissance qu'un ouvrier est atteint, soit d'un bouton sur une partie quelconque du corps, soit d'une coupure, écorchure ou gerçure non cicatrisées après trois jours de traitement, ils doivent recourir au médecin. »

Des renseignements découlant d'une longue pratique, il résulte que le charbon est d'autant plus facile à soigner que l'infection est plus récente. Il serait donc dangereux de confier pendant trois jours, aux soins des industriels eux-mêmes, les cas considérés comme douteux. Le charbon est généralement facile à reconnaître ; mais, dans le moindre doute, on doit diriger le malade vers l'hôpital ou le faire examiner par le médecin de l'usine.

La boîte de secours pourra être d'une très grande utilité, en ce qui concerne les coupures et blessures quelconques, dont l'ouvrier pourra être victime pendant son travail, et nous estimons que tout industriel doit en posséder une; mais nous ne lui reconnaissons aucune utilité en ce qui concerne le traitement du charbon. Etant donné que, dans la mégisserie et dans l'industrie traitant des dépouilles animales, des infections purulentes peuvent se produire pendant la manipulation de matières fermentescibles, la boîte de secours est indispensable pour parer, au début, à des complications possibles. Telle piqûre causée par un chardon dans la laine de mouton, par un os pointu et malpropre, par un fil de crin souillé, pourrait produire des purulences, des engorgements ganglionnaires, des flegmons, qu'une simple application de sublimé au 1/1000 ou tout autre antiseptique, pratiquée aussitôt l'accident, aurait pu éviter; mais pour le charbon l'application d'antiseptique n'aurait aucun résultat.

L'article III nous paraît devoir être agréé par tous les industriels soucieux de l'hygiène et de la santé des travailleurs, non pour éviter le charbon, mais pour protéger les ouvriers contre l'action corrosive des agents épilatoires : chaux, orpin, sulfure de sodium, etc...

Ces mesures de protection ont toujours été employées chez les industriels, et les gants et les guêtres font partie du costume des ouvriers travaillant sur les pelains, surveillant les confits, ou s'occupant du tannage.

En ce qui concerne l'article V, il semble que les auteurs du décret attribuent aux locaux un rôle dans la propagation du charbon. Ce rôle est nul ou à peu près. Par raison de propreté, ces locaux doivent être tenus en bon état, mais cette propreté ne jouera aucun rôle protecteur, car il suffira, au déballage d'une balle, de la présence d'une peau charbonneuse, pour faire éclore un ou plusieurs cas de charbon. Le badigeonnage à la chaux ne doit être considéré, lui aussi, que comme une mesure de propreté et non comme un moyen de préservation. Nous savons en effet, d'après les travaux du docteur Abt, que, même traitées par le sublimé, les spores du charbon reprennent leur virulence dans les milieux alcalins.

Le paragraphe 4 du même article prévoit l'établissement d'un vestiaire destiné aux ouvriers manipulant les peaux en poils, ou les crins à l'état brut.

Si nous nous reportons aux statistiques recueillies dans la région de Saint-Denis, ainsi qu'aux indications fournies sur des cas constatés en province, nous pouvons admettre que tous les ouvriers d'une usine sont plus ou moins exposés à contracter le charbon ; on ne peut exiger d'un industriel de fournir, à tous ses ouvriers, le savon et le linge nécessaires à leurs ablutions en vue d'un danger quelquefois hypothétique, dont rien ne pourra déceler la présence, si ce n'est l'éclosion d'un cas de charbon.

Quant à l'armoire individuelle ou aux patères, nous les considérons comme des commodités accordées à l'ouvrier, mais non comme un moyen de préservation. Nous sommes persuadés que ces dispositifs ne peuvent avoir aucun effet utile ; il faudrait, pour cela, que les ouvriers, après avoir quitté entièrement leurs effets de travail, pussent passer dans une piscine et revêtir ensuite, dans une autre pièce, les habits de rechange.

Si le changement d'habits n'est pas complet, les vêtements conservés peuvent se contaminer au contact des effets de travail. Deux cas viennent à l'appui de cette thèse : l'un relevé par le Roy des Barres sur une petite fille fréquentant une famille de mégissiers ; l'autre par l'un de nous, sur une femme qui avait contracté le charbon en allant rendre visite à son beau-père.

A toutes ces dispositions, dont les effets utiles sont plus ou moins problématiques, nous préférons de beaucoup les mesures prises par les industriels de la région dionysienne, mesures qui, grâce au Syndicat général des cuirs et peaux de France, se sont généralisées dans toute l'industrie des cuirs.

L'industrie traitant les dépouilles d'animaux se trouve exposée à l'affection charbonneuse. Que celle-ci atteigne l'ouvrier qui manipule les peaux brutes, à l'arrivée à l'usine, ou celui qui, en raison de ses fonctions, n'est nullement en contact avec la matière brute, la pustule maligne est un des dangers auxquels l'industriel doit faire face et contre l'éclosion de laquelle il est à peu près désarmé.

Il ne peut en effet être question de réglementer l'introduction des peaux étrangères en France. De grandes usines, des populations entières vivent du travail des peaux exotiques, et le règlement prévu par le décret de 1910, s'il était appliqué, diminuerait peut-être de quelques unités les cas de charbon, mais condamnerait des milliers d'ouvriers à mourir de faim. Il ne peut être non plus question de stériliser les peaux à l'arrivée ; nous avons montré, et M. le Dr Abt a démontré, que les moyens de stérilisation étaient inexistants. D'ailleurs, le décret de 1910 est muet sur la nature des désinfectants à employer.

Les industriels traitant les dépouilles d'animaux sont donc exposés à l'éclosion inattendue de cas de charbon dans leur personnel, et il n'est pas plus possible d'éviter ces atteintes que de se soustraire aux maladies infectieuses quelconques : fièvre typhoïde, scarlatine, etc...

Tant qu'il entrera en France des peaux charbonneuses, on constatera des cas de charbon. L'impossibilité de savoir si un lot de peaux reçues à l'usine peut engendrer le charbon parmi le personnel, d'autre part la plus ou moins grande faculté de résistance des ouvriers (résistance qui dépend en somme du tempérament et souvent du genre de vie de celui qui se trouve atteint) rendent difficile le rôle de l'industriel, et il serait injuste de rendre celui-ci responsable d'un accident qu'il ne peut ni prévoir, ni éviter.

Un devoir lui incombe cependant : celui de faire connaître à l'ouvrier ce que c'est que la maladie qui, sournoisement, viendra peut-être un jour le frapper, comment elle se présente, comment elle se développe, ce qu'il doit faire même, en cas de doute, dès l'apparition d'un bouton survenant, soit sur lui-même, soit sur un de ses camarades.

Et c'est ce devoir que le Syndicat général des cuirs et peaux de France, à l'instigation de son éminent président, M. Placide Peltereau, s'est efforcé de remplir en publiant une brochure dont chaque ouvrier possède un exemplaire et dont nous croyons devoir donner la reproduction. Cette brochure, publiée sous les auspices de l'Association des industriels de France, est en quelque sorte la reproduction d'affiches apposées par les industriels dans leurs établissements et dont la teneur suit :

Conseils aux ouvriers au sujet de la maladie du charbon.

La *maladie* du *charbon* ou *pustule maligne* était autrefois très répandue en France, dans les pays d'élevage et chez ceux qui traitent les dépouilles d'animaux : mégissiers, criniers, laveurs de laine, fabricants de colle, etc.

Le *charbon* était considéré comme fatalement mortel et l'unique traitement consistait à brûler au fer rouge le bouton charbonneux. Etant donné que le charbon se développe le plus souvent sur le visage ou sur le cou, on rachetait bien souvent sa vie au prix d'une plaie plus ou moins étendue et quelquefois hideuse.

Grâce aux travaux de Pasteur, grâce à la vaccination pratiquée sur les animaux, le charbon a pour ainsi dire totalement disparu dans les pays d'élevage français. Il n'en est malheureusement pas de même à l'étranger, et les ouvriers travaillant les dépouilles d'animaux sont toujours exposés aux atteintes du charbon.

De nos jours, grâce aux progrès réalisés dans l'art médical, cette terrible maladie est rarement mortelle, et la mortalité serait probablement nulle, si, *dès les premiers symptômes*, le traitement était *appliqué.*

Le charbon est une maladie microbienne qui se développe généralement par contact avec une substance contaminée et qui peut être transportée par les insectes, d'une personne à une autre, ou d'un animal à l'homme; le plus souvent, c'est par contact que se propage la maladie, d'où son extrême gravité. C'est le plus fréquemment sur la face, le cou et les membres supérieurs que la *pustule maligne* apparaît.

A son début, elle revêt le plus souvent l'aspect d'une *petite tache rouge,* analogue à une piqûre de puce, sur laquelle se développe une toute *petite ampoule.* Cette ampoule, qui est le signe principal, se montre parfois seule, sans tache rouge. Elle se crève, et son *fond,* d'abord *rouge violacé,* devient *jaunâtre,* ensuite *brun,* puis *noir* (*charbon*). Ces caractères la distinguent donc nettement, au début, des boutons qui fréquemment apparaissent sur la peau. Autour de la tache noire, la peau est rouge et gonflée et forme un *bourrelet* saillant sur lequel se développent, en plus ou moins grand nombre, de *petites ampoules* formant le cercle autour du point central. A ce moment, il n'y a plus d'hésitation : c'est le *charbon* nettement déclaré et qui se caractérise par ce fait qu'on ne ressent *aucune douleur,* comme cela se produirait s'il s'agissait d'un furoncle ; il n'existe à son niveau qu'un simple engourdissement.

La *pustule maligne* peut être *très grave,* surtout quand elle siège à la face et au cou ; mais, *soignée dès son début, elle guérit facilement.*

Une autre forme de charbon est *l'œdème malin,* qui se produit surtout aux paupières, à la face et au cou, et qui se traduit d'abord par une enflure non douloureuse et souvent considérable. Sa marche est rapide et sa gravité inquiétante.

On peut être atteint plusieurs fois du charbon.

Dès que l'on reconnaît ou que l'on soupçonne la *pustule maligne,* il faut *immédiatement avoir recours au médecin.*

En attendant sa visite, faire un *pansement,* laver la partie malade, doucement et sans écorcher la peau, avec un tampon d'ouate hydrophile, imbibée d'eau tiède et frottée de savon ; rincer à l'eau tiède et sécher. Avec un second tampon, lotionner à nouveau avec une solution de *sublimé au deux millième* (*1/2000*), teintée par l'indigo (demander cette solution au pharmacien) ; appliquer alors sur le mal une large plaque d'ouate hydrophile d'un centimètre d'épaisseur environ bien trempée dans ce même liquide, puis exprimée modérément entre les deux mains propres. Recouvrir cette plaque d'ouate d'abord, ensuite d'un morceau de taffetas gommé qui la déborde en tous sens, enfin d'une seconde couche d'ouate, et serrer l'ensemble doucement par quelques tours de bande.

En cas d'*œdème malin*, la *présence du médecin* est encore *plus urgente*. Appliquer de même, en attendant, le *pansement précédent*.

Remarque. — La solution de sublimé est un *poison ;* si la pustule ou l'œdème siègent aux paupières, éviter que cette solution ne pénètre dans l'œil.

Pour se préserver sûrement du charbon externe, observer les précautions suivantes : éviter toute plaie, même la plus légère ; manier prudemment les instruments de travail ; se méfier des pointes de clous, de bois, d'os, ou de corne ; ne jamais se gratter, surtout avec les ongles sales ; se prémunir contre la piqûre des mouches et des insectes. Pendant le travail, couvrir, si possible, d'un vêtement protecteur imperméable, les parties exposées à la contagion. Après le travail, se laver les mains, se brosser les ongles, laver les parties recouvertes de poussière et d'éclaboussures, le nez, les oreilles et les lèvres, avec de l'eau tiède et du savon.

Lorsqu'une *plaie* existe, si l'on craint que des matières dangereuses y aient pénétré, la panser, par prudence, comme il est indiqué plus haut pour la pustule maligne nettement déclarée.

Mais si l'on est certain que la contagion n'a pu s'y produire, la mettre à l'abri de toute souillure par un pansement simple imperméable (lotion à l'eau boriquée, suivie de l'application d'une plaque d'ouate hydrophile imbibée d'eau boriquée, recouverte de taffetas gommé, puis d'une nouvelle couche d'ouate, le tout maintenu par une bande roulée). Si, dans ce dernier cas, la plaie est insignifiante, après la lotion boriquée, couche de collodion. Doigt de gant pour un doigt blessé.

Lorsque le microbe du charbon pénètre dans les voies respiratoires ou digestives, par le nez ou par la bouche, avec des poussières ou des débris provenant de marchandises infectées, il peut engendrer une affection relativement rare, mais très grave. (*Charbon interne*, pulmonaire ou *gastro-intestinal.*)

Il se caractérise par des symptômes insolites du côté de la poitrine ou du ventre. Réclamer d'urgence les soins du médecin.

Pour se préserver du charbon interne, il est nécessaire de ne toucher la bouche, le nez et les aliments qu'avec des mains parfaitement propres ; de ne pas manger, ni boire, ni dormir dans l'atelier ; d'y laisser les vêtements de travail.

Il est donc recommandé aux ouvriers travaillant les dépouilles d'animaux de ne rien négliger pour éviter l'atteinte de cette terrible maladie.

Lorsqu'un bouton paraît suspect, lorsqu'une écorchure ou une plaie se produisent sur la peau, il faut immédiatement se rendre au bureau ou au laboratoire et se faire examiner. Un pansement au sublimé, appliqué pendant deux heures, suffit presque toujours à éviter toute complication grave.

S'il s'agit d'un cas de charbon, le médecin doit immédiatement intervenir et la guérison est certaine si l'affection a été prise au début. La négligence de la part du malade peut entraîner sa mort.

Le charbon peut être facilement combattu : nous savons par les statistiques de Saint-Denis que, pris à temps, le charbon est toujours guérissable. C'est par une surveillance active de la part des directeurs, des contremaîtres et des ouvriers eux-mêmes, qu'il peut être ramené à une maladie presque bénigne; mais ce n'est pas des décrets, astreignant l'industriel à des mesures dont la valeur est plutôt quelconque, ce n'est pas en le rendant responsable d'accidents, dans lesquels il n'a aucune part, qu'on supprimera la pustule maligne.

Le remède est hors de France.

L'application de la vaccination animale en France a fait disparaître le charbon. C'est aux pouvoirs publics à faire appliquer dans tous les pays de production les mesures prophylactiques usitées en France.

En attendant que cette œuvre d'intérêt général soit adoptée partout, il est à souhaiter que l'industriel reste libre chez lui, qu'on cesse de l'encercler dans des règlements qui augmentent en nombre chaque année, et qu'on veuille bien ne plus considérer le charbon comme un fléau, puisque, à Saint-Denis, le traitement employé rend la pustule maligne beaucoup moins dangereuse que la typhoïde, la scarlatine ou la pneumonie.

TABLE DES MATIÈRES

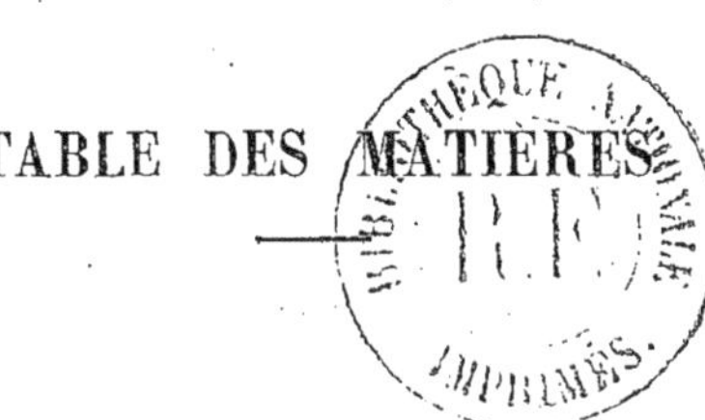

LIBRAIRIE J.-B. BAILLIÈRE ET FILS, PARIS

CUIRS ET PEAUX

Par **P. PUGET**

Ingénieur-chimiste E. C. P., professeur à l'École supérieure de Commerce de Nantes

Préface de M. PELTEREAU

Membre de la Chambre de Commerce de Paris

1908. 1 vol. in-16 de 360 pages, avec 113 figures, cartonné. **5 fr.**

Le premier chapitre est une étude de la *peau*, tant au point de vue chimique et physique qu'au point de vue commercial.

Les deuxième et troisième chapitres renferment l'étude des *tannins* et *matières tannantes* que nécessite le tannage des peaux, puis des *matières premières* servant à donner à la peau ses différentes formes commerciales (eau, chaux, matières grasses, résines, matières colorantes, etc.).

Avec le chapitre quatrième, l'auteur aborde l'étude des différents *procédés de tannage*, et en particulier du tannage à l'écorce.

Le chapitre cinquième complète cette étude par celle de *procédés plus modernes, aux extraits, mixte et au chrome*, procédé qui s'est tellement développé dans ces dernières années.

Le chapitre sixième passe en revue les différents *procédés, tant mécaniques que chimiques*, qui permettent aux cuirs d'acquérir les qualités commerciales demandées : *cuirs forts, lissés, corroyés en huile et en suif*, etc.

Dans le chapitre septième, sont traités les *cuirs vernis, cuirs maroquinés, teinture des cuirs* et aussi la *fabrication du cuir de Russie.*

Les procédés de *mégisserie, chamoiserie, hongroirie* sont étudiés dans le chapitre huitième.

Dans le chapitre neuvième, on passe en revue le *parchemin*, les *cuirs artificiels*, la *décoloration des cuirs*, le *commerce des cuirs* avec la description des *machines pour le mesurage des peaux*, pour terminer par l'*analyse des cuirs.*

Enfin, on trouvera dans le chapitre dixième la *mise en œuvre des produits fabriqués dans la fabrication des courroies, des chaussures et des gants, des selles*, etc.

Le Cuir, les Os, l'Ivoire, la Corne, l'Ecaille, la Nacre, les Perles, le Corail

Par **H. PÉCHEUX**

Professeur à l'École nationale d'arts et métiers d'Aix

1907. 1 vol. in-16 de 96 pages, avec 31 figures, cartonné. **1 fr. 50**

Cuir. — Choix des peaux, des matières tannantes et tinctoriales. — Cuirs forts ou mous. — Corroyage. — Hongroirie. — Mégisserie. — Chamoiserie. — Maroquinerie. — Ganterie. — Parcheminerie. — Impression et teinture. — Commerce des cuirs. — Os et Ivoire. — Corne. — Écaille. — Perles. — Nacre. — Corail — Constitution. — Origine. — Travail et applications diverses dans l'industrie, le commerce.

www.ingramcontent.com/pod-product-compliance
Ingram Content Group UK Ltd.
Pitfield, Milton Keynes, MK11 3LW, UK
UKHW020325230726
13925UKWH00002B/622

9 782013 549387